生によりそう「対話」

医療・介護現場のエスノグラフィーから

土屋由美

新曜社

目　次

装幀＝大塚千佳子

序章　本書のなりたち

石田「山はいいなぁ。今度の土曜日、三郎君にどっか連れて行ってもらうかなぁ。どこがいいかなぁ。」
娘「天気がいいといいね。からだの調子も。」
石田（あきらめと、少し怒りをあらわした様子で）「からだは変わらん。いつも不安定で、スキッとしたことない。」
娘（漢方の雑誌を読みながら）「これ、人参ジュースって高血圧にいいんだって。にんじんと、じゃがいもと、あとリンゴだって。」
石田（そういうものがあるのかという様子で、また他人事のように、そしてすべて一語一語はっきりと）「はぁ、そうですか。」（以後石田さんの発話はすべて、一語一語はっきりと話す。）
娘「今度作ってみようか。」
石田「そうですか。」
娘「作ったら飲む？」
石田「そうですね。」

娘「はい、わかりました。」
石田「はい、お願いします。そこのカレ、（うまく言えなかったので一語一語繰り返すように）カ、レ、カ、レ、カレンダーをめくってくださいませんか。」
娘「はい、カレンダーですね。かしこまりました。」
石田「はい、カレンダーです。」

私の父は、65歳の誕生日を間近に控えた1990年8月16日、自宅で激しい頭痛を訴えた後、まもなく意識障害におちいり、駆けつけた救急車で大学病院に運ばれた。検査の結果、小脳梗塞であると診断され、約三ヵ月間入院して集中的な治療を受けた。後遺症として身体の片麻痺はなかったが、主として歩行のバランスと発語に障害があらわれた。症状が安定し身体の移動が許可された頃から、病院内で歩行と言語のリハビリ訓練が始められ、退院後も通院で継続された。

本書は私の父の入院から退院後のリハビリを中心とした生活の記録である。そして本書は、私が病者の娘で家族の中では主たる介護者であるという立場と、さらにそれを分析する研究者であるという立場の、二重の立場からのエスノグラフィーである。

父が脳梗塞によって失ったものは、歩行や発語の困難といった生物学的機能だけではない。そのように障害として残った生物学的機能不全の状態が、同時に生きる上で多方面での障害をもたらすことは言うまでもない。そしてリハビリが、失った生物学的機能の回復支援だけでは片手落ちであることを、昨今では多くの人が気づいている。本書は特に突然の病いと障害によって生じた社会的な面での障害について扱おうとしている。それについて特に、「話す」という行為を中心に見ていく。

私は父が退院後に障害を持った身体で新たに生活を始める過程において、とりわけ言語を獲得し直していく多くの場面を共にし、あるいは目撃した者として、人が「話す」という行為が、「自分を生きる」という営みととても深くつながっていること、さらには病気によってさまざまなものを失った状態から「自分をどう生きなおしていくか」を模索していく過程そのものであることを教えられた。本書の内容はきわめて個人的な体験である。しかしそういう個人的な文脈の中でこそ、特にことばの障害者が日常生活で何を体験するのかについて、読者の方もリアルに体験していただけるのではないかと思う。

そして本書の中には、ときおり父を苗字で「石田さん（仮名）」と呼びかけたりするなど、他人行儀なほどに遠慮した丁寧語でのやりとりが出てくる。冒頭にあげた会話もその例である（石田さんの三番目の発話「はぁ、そうですか」以降）。その丁寧語は、あるとき二人のあいだに生まれた語り口であり、父にとっては娘に向けた、娘にとっては父に向けた「声」であった。その丁寧語を使ったやりとりに、すでに違和感をもたれた読者もおられると思うが、そこに漂う違和感こそ、本書の重要なテーマの一つである。

誰とどのような「声」をつくるのか。その「声」は誰とつくられたものなのか。

本書はそれらについて、医療・介護現場のエスノグラフィーの中で考える試みである。

参与観察の場所と期間

参与観察の場所としてご協力いただいた愛知医科大学附属病院（愛知県愛知郡長久手町）は、名古屋市に隣接する田園地帯にあり、また建物の隣には大きな池があるなど自然環境に恵まれている。そして周囲よりも少し高台に建っているため、窓からの見晴らしが良い病室も多い。広大な敷地内には病棟が4棟（A、B、C、D）、救命救急センター、そして大学と看護学校が併設されている。病棟と大学校舎の間には広々とした芝生の広場がある。病院までのアクセスは、名古屋市の地下鉄の駅からスクールバスが運行されており、病院までは二十分ほどである。そのバスは患者のほか、病院関係者や学生も利用している。病院内には、売店、喫茶店、食堂、書店、花屋、美容院、理髪店、簡易郵便局、銀行のキャッシングコーナー、自販機コーナーなどがあり、比較的施設が豊かに揃っている（本書の記述に関係する施設の一部の写真と病院内の見取り図を、関連の箇所にそのつど掲載した）。観察期間は、１９９０年8月から１９９５年11月までである。したがって、本書の病院の記述については、ハード面においてもソフト面においても、現在では多少なりとも異なっているだろう。

特に次の二つの期間は集中的に観察を行なった。

・《一回目》１９９０年8月16日から１９９１年3月31日の計約七ヵ月。脳梗塞の治療のため入院生活をした約三ヵ月間と、退院後の通院生活の約四ヵ月間。

・《二回目》1995年6月4日から1995年11月19日の計約五ヵ月半。右足の閉塞性動脈硬化症（動脈が詰まる）による同病院での手術・入院生活の約一ヵ月半と、退院後の通院生活の約四ヵ月間。

本書は、特に一回目の入院時の生活を中心にし、二回目の入院時については補足的に取り上げている。

参与観察と分析の資料

本書は参与観察にもとづくエスノグラフィーである。参与観察とは一般的に、「対象者と生活と行動を共にし、五感を通した自らの体験を分析や記述の基礎におく調査法」（佐藤 p.129）である。アメリカの社会学者ジョージ・マッコールとJ・シモンズによれば、広義の参与観察には次のような技法が含まれる。

①社会生活への参加
②対象社会の生活の直接観察
③社会生活に関する聞き取り
④文書資料や文物の収集と分析

⑤出来事や物事に関する感想や意味づけについてのインタビュー

本書では、この五つの技法をすべて取り入れた。

具体的に用いた資料をB5判の大学ノート一冊の単位に換算するならば、石田さんの生活を直接観察した記録と、家族から聴取したことを含めたフィールドノーツ（約四冊）が中心となっている。加えて、症状や病院のシステムなどの正確な記述のために、石田さんから許可を得て、また愛知医科大学附属病院のご理解とご協力により、入院時の担当医師のカルテと病棟看護師の看護記録、言語聴覚士による言語訓練の記録、さらには石田さんの言語治療で行なわれた課題のうち、新聞の切り抜きとそれに対するコメント（約三冊）、短歌（約四冊）、自由作文（約五冊）の一部を本書に掲載している。また言語聴覚士である須田先生（仮名）と、石田さんの一回目の入院時に病棟主任看護師だった木村さん（仮名）へのインタビューも行なった。

さて、父の入院時、私は東京で会社勤めをしていた。しかし、入院直後から父が仕事に復帰できないことが容易に想像できたため、専門職として長年働いてきた母が今後の我が家の家計を支えることになり、私は会社を辞職し、家族の中で主たる父の介護者となることになった。その後この経験は、私が大学院に入ってから修士論文としてまとめられ、そしてそれをもとにしてこの本ができあがった。大学院に進んだのは、父の介護をすることをきっかけに生まれた疑問を、もっと追求してみたいと思うようになったためである。その点、父が入院したばかりの頃、介護者としてのみ関わっていた時期に介護日誌をつけていたのは幸いであった。大学院に入ってまもなく（1994年11月）、私は父に、これまでのリハビリ過程の記録を修士論文としてまとめたいと申し出て、許可を得た。幸いなことに、それ以前から私は、父の介護をする傍らベッドサイドで本を読んだり書き物をしたりしていることが習慣となっていたため、許可を得た後も父のそばにいるときの行動が大きく変わったわけではなかったが、父を介護する「娘」としての私には、途中から「研究者」として父を観察する視点が加わった。

父は脳梗塞の後遺症として構音障害となり（言語音を発するための舌や口蓋といった器官が適切に動かないため）、発話はゆっくりとした調子で、一度に話すことばの長さも比較的短く、また言い直しが多かった。しかしそのことが幸いにも、私が父の発話を書き留めることを容易にした。とは言うものの、介護者として急な対応を必要とされるときも少なくなく、その場での記録が十分にできないときもあった。あるいは目の前で起きる出来事に感情的にゆさぶられることもあり、そのようなとき冷静に客観的に観察し続けるためには、かなり意識的な工夫が必要だった。その工夫の一つとして、父が病室のベッドで昼寝する午後の数時間を、病院と大学のご好意により、病院に隣接する大学の図書館で過ごさせていただけたことはとてもありがたかった。意識的にそして物理的に数時間でも現場を離れることで、落ち着いて振り返って記録する時間がとれただけでなく、現場（病院）に戻ったときに、多少なりとも新鮮な気持ちで向かい直すことができた。

別の工夫としては、自分の所属する大学のゼミや関連する研究会の議論の場に参加すること、研究者として私を受け入れてくださった病院の医師や父の担当の言語聴覚士や看護師といった方々と、互いに専門家としてのそれぞれの立場から意見を交換しあう機会があったことなどがあげられるが、それらのことが「娘」として父と共に体験したことを、より客観的に対象化して考え直す機会として役立った。

参考までに、最初修士論文を書くにあたって病院から正式な許可をいただいた後も、石田さんに直接頻繁に関わる方々（担当医、病棟看護師、看護補助、売店の店員など）には自然にやりとりしていただきたいと思い、論文を書くことについては伝えていない。ただし、言語聴覚士と病棟主任看護師には例外的に、観察期間の途中にそれぞれインタビューを依頼し、論文にすることについてお話しした。具体的には、病棟の主任看護師は石田さんの退院後に私が研究していることを知り、一方の言語聴覚士は観察期間（1990年8月〜）の後半の約五ヵ月間（1995年5月から1995年10月）、私が研究していることを知っていて石田さんの言語治療を行なっていることになる（具体的なインタビューの詳細については、本書の元となった論文（土屋 1997）に掲載）。

また写真は現場を把握するために有効であると考えるが、病院での写真撮影は他の患者や医療関係者、そして石田さん自身に与える影響があり、それらを考慮した上で、病院の雰囲気が少し伝わる程度ではあるが、病院から許可を得て写真数枚を撮影し、本書に掲載させていただいた。

最初の論文を書くにあたっては、父から「抽象的なことはだめだよ。具体的にね。」という約束のもとに許可を得た。そのおかげで、他人にはきっと見せたくないであろうさまざまな資料や、具体的に文字としてあらわすことがためらわれるような内容も記述可能となった。本書は前述したように、「話す」という行為が、自分を「生きる」、あるいは「生き直す」という営みととても深くつながっていることを、読者の方にも一緒に考えていただくためのエスノグラフィーである。そして本書の内容が、石田氏と同様の経験をしている人の思いを少しでもあらわしていることを心から願う。

第1章　入　院

〈1990年8月16日（入院当日）〉

石田さんは自宅で激しい頭痛を訴え、妻に救急車を呼ぶよう指示した。駆けつけた救急車の中ではほとんど意識を失った状態で、愛知医科大学附属病院に運ばれた。救急車から病院の救命救急センター集中治療室（ＩＣＵ）に運ばれ、救急処置が行なわれた。

石田さんはＩＣＵに運ばれると、すぐさま医師から脳血管障害であろうということが家族に告げられた。詳しくは後日の検査の結果を待つことになった。

この病院には、石田さんはこれまで知人の見舞いで訪れたことがあるが、自分自身が患者としてやってきたのは今回がはじめてである。このとき石田さんは64歳（自営業）、家族は妻（52歳、大学職員）と子供が二人、息子（27歳、会社員、東京在住）と娘（25歳、会社員、東京在住）がいた（以下、「家族」と表現するときは、この三人全員を指す）。

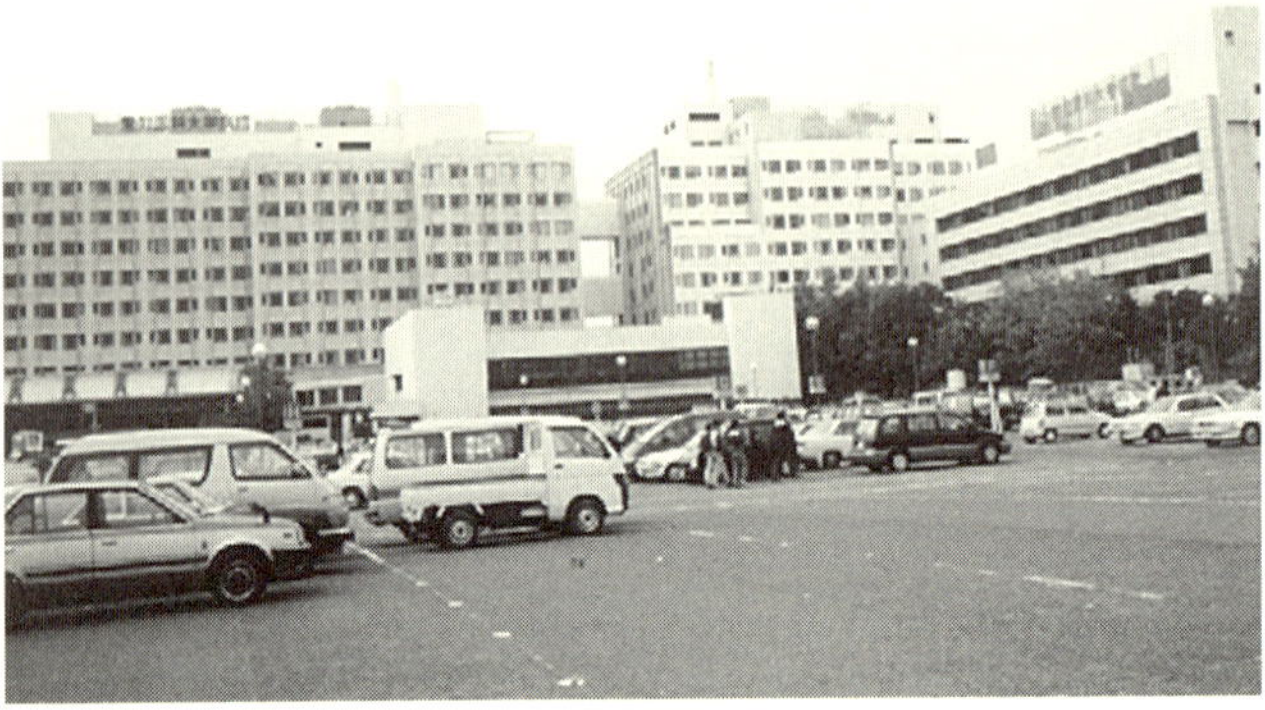

写真 ①　病院の建物を正面玄関の方角から撮影。左の大きな建物がA棟とB棟、渡り廊下から右がC棟、右手前がD棟。石田さんの部屋はC棟六階。真ん中の手前の低い建物が救急車から患者が運びこまれる救命救急センター。

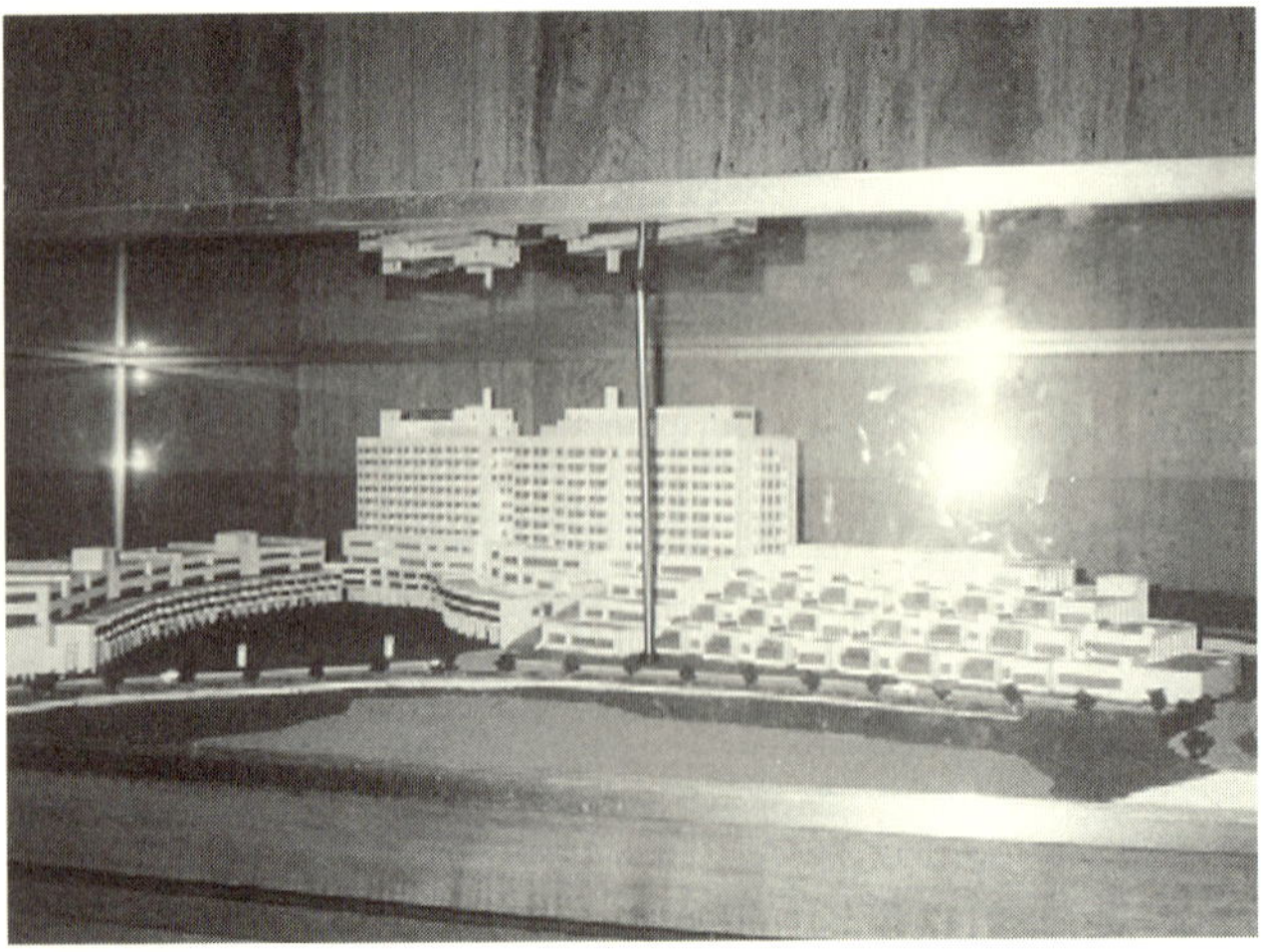

写真 ②　写真 ① とは正反対の方角から見た病院（模型）。左側の一部は大学の校舎と図書館。その横に病院の建物との間に広い芝生の広場がある。手前は自然の池。病院は少し高台に建っている。

〈8月18日（2日後）〉

一般病棟（内科C棟六階）に移される。病状が急変するおそれがあるため、ナースセンター前の部屋に入る。見舞い客が次々と訪れるが、誰が来たのかよくわからない様子である。視点は定まらず、ただ声をかけられると、反射的にうなずいているかのようである。ときどき目を開けているが、すぐに目を閉じていく。激しい頭痛を訴える。嘔吐。高熱。睡眠中の呻吟（うなり声）。

〈8月21日（5日後）〉

オムツかぶれになり、皮膚科の医師が往診する。水分摂取が許可されるが、何も飲みたがらず、身体はぐったり、目はぼんやりしている。ここ数日間、ほとんどの時間眠っている。頭痛。嘔吐。高熱。呻吟。

〈8月23日（7日後）〉

［看護記録］N_1：「家の人がいないと不安ですか？」と問うとうなずきあり。（＊Nは看護師。数字は担当者が違うことをあらわす。）

個室へ移る。頭痛。発熱。呻吟。面会謝絶となる。妻と間違えてか、娘の手を握ったり抱きついたりする。

家族は医師からこれまでのさまざまな検査結果を聞く。医師によると、すでにこれまで数ヵ所に多発的に脳梗塞が起こっており、特に今回は小脳に広範な新しい梗塞が見られること、これからの検査で詳細はわかるそうであるが、手術を要するような出血の可能性もあること、しかし石田さんは心臓が悪く手術はできず、その場合は手の施しようがないこと、また病状が急変する可能性があること、いずれも覚悟してくださいとのことであった。

この病院は完全看護が原則であるが、急変するかもしれない石田さんの病状を心配した家族は、病状が安定するまで病室に泊まることの許可を得る。夜中の付き添いは娘の担当となる。石田さんは夜中の睡眠中の呻吟（うなり声）が激しく、そばにいると心臓がどきどきするほど苦しそうで大きな声である。ときおり目を開け天井のほうを睨みつけ何かに対して怒鳴っていることもある。高熱があり氷枕を当てているがすぐに溶けてしまうため、娘は明け方まで何度もナースセンターに足を運んで氷枕を取り替える。

〈8月24日（8日後）〉

頭痛。意識がややはっきりしてくる。ときどき目を覚ましている。しばしば興奮。「押さえつけるな。ほっといてくれ！」と家族に怒る。

以前から短気な性格ではあったが、入院してからますます怒りっぽくなったと家族は感じている。これまでもときどき怒って暴れ点滴がはずれたり、点滴が血管から漏れて腕が腫れたりすることがあったが、今日は看護師もほとほと困り果て、ベッド両側の柵を全部（四本）立ててそこに紐を引っかけ、石田さんの両手両足を縛り付けることになった。家族はそれは治療のために必要であり仕方がないことだと理解しようと努めるものの、石田さんの縛られた姿にショックを受ける。一方、石田さんは縛り付けられるとさらに興奮し、なかなか治まらなかった。そしてとうとう医師が呼ばれ、精神安定剤の注射が打たれた。

家族は医師から再検査の結果と、今後あらわれるであろう後遺症について聞かされる。手術を要するような出血がないことがわかり、血管の梗塞に対しての治療を進めていくことが決まったこと、また後遺症としては、協調感覚をつかさどるところの血管が梗塞しているために、いろいろなバランス感覚の障害が出てくるだろうということであった。とりあえず一命をとりとめたと家族は安心するが、残る障害についてはまだよくわからないため、不安が残る。

その後、昼のあいだに一度家に帰ろうとする娘に、「ひげ剃りとオーデコロンとヘアートニックを家から持ってきてくれ」とたどたどしく弱々しい口調で頼む。それらは入院前からの石田さんの朝の日課に欠かせないアイテムである。夜、娘が持ってきた電気かみそりでヒゲを剃ろうとするが、一人では思うように剃れない。

〈8月25日（9日後）〉

［医師カルテ］笑顔（＋）。「昨夜7：00頃自分でヒゲを剃りました。スッキリ。」

［看護記録］N_1：興奮状態見られる。問いかけるも、じっとこちらを見つめて、返事なし。

N_2：興奮状態あり。多弁気味なり。起きあがろうとする。
N_3：体動多く、起きあがったり、ベッド柵に頭を打ったりする。大声で怒鳴り「バカにするなー。人間だぞ……。縛るなー。ほっといてくれ」等々。

睡眠中の呻吟。起きているときはしばしば興奮。鼻から流動食を入れるための管が通されるが、医師と看護師が出て行くやいなや、「気持ち悪いじゃないか！」と叫んで、自分の手で抜き取ってしまう。もう一度医師と看護師がやってきて説得をして管を挿入するが、挿入した途端にまたもや自分で抜き取ってしまう。直接食べ物が肺に入ってしまったら肺炎になるからと医師は心配するが、石田さんは断固として言うことを聞かない。仕方なく、明朝から経口摂取（口から食べ物を取り入れること）を試みることになる。

ウトウトとしている時間が多く、夢と現実の区別が付かないようである。夢で見たことを現実と信じ、「お前たちはうそつきだ！」「出て行け！」「誰も信じられない！」とわめきちらし、暴れる。「夢と現実がごっちゃになっているんだから。」と、家族がなだめようとするが、何を言っても怒るばかり。そのような状態の石田さんからしばしば怒りを向けられる看護師たち、特に若い人たちは、恐る恐る部屋に入ってきて用事を済ますと足早に病室を出ていく。一方、医師に対しては、本当は自分だけではできなかった昨夜のひげ剃りを、自分でヒゲが剃れたと自慢げに報告している。

家族はあまりにも変わってしまった石田さんに対してどう対応したらよいかに戸惑い、先行きも見えず、続く非日常の生活に疲れもひどくなってきており、半ば混乱状態である。そんな家族の様子を見た看護主任が、廊下で会った家族に声をかけてきた。「脳梗塞はそのような状態が出ることがよくあるから。そのうち落ち着いてきて、いつかこんなことがあったかって、言えるようになるといいですね。そうなるように私たちも頑張りますから。」このとき家族は、久しぶりにスーッと心が落ち着くのを感じた。これまで家族は、医師や看護師と何度も話をしていたはずである。しかし振り返ればそれは主に病状についての説明であり、このような直接的な励ましのことばははじめてだと気づいた。

〈8月26日（10日後）〉

[医師カルテ] ベッド上で起きあがっている。「腹へった。」経口摂取に、どうと聞くと、「食べれるわ……」と言う。

[看護記録] N_1：多弁で言いたい放題であり、家人も全くあきれている状態。ベッドから起きあがり、起坐の状態が多い。「明日退院するから皆さんによろしく」と。

N_2：やや精神的に落ち着いて来たが多弁。

昼間の症状は比較的安定しているが、夜はときどき呻吟あり。面会謝絶が解かれる。流動食の経口摂取を試みる。思ったよりも上手に取り入れているが、流動食の味がまずいと言って少しでやめる。

今日は石田さんの65回目の誕生日。家族は石田さんの興奮が少しでも治まるようにと、精神が癒やされるとパッケージに書かれたミュージックテープをプレゼントとして贈る。しかし石田さんはそれを見て、「何でそんなものいるんだ。」と、怪訝な顔。今日も不機嫌。

〈8月27日（11日後）〉

［看護記録］N_1：「東京に行く。さわるな！」と興奮状態みられる。多弁なり。立ち上がる動作あり。

N_2：興奮状態なし。「立ち上がろうとしている」と家族からナースコールあり、訪室。血圧計をとろうとして興奮している。説明し、ベッド上臥床させる。

病状が安定してきた。廊下を挟んだ向かい側の個室に移される。数日前よりも次第にろれつが回らなくなってきた（この頃から、脳梗塞によることばの後遺症がはっきりと出てきた。これ以降の石田さんの発話は、音として非常に不明瞭である）。今日から夜中の付き添いをしなくなる。

病状が安定してきたため、夏季休暇も利用しながらたびたび仕事を休んでいた妻と息子は、普通の勤務体制に戻る。妻は石田さんがこれからまったく働けなくなる場合のことを考えて仕事に専念し、そのかわりに娘が会社を休職して家族の中の主たる介護者となることに決まる。娘は毎朝8時半から、午後8時の面会時間終了まで付き添いとして病院で過ごす毎日が始まる。妻は毎日仕事帰りに立ち寄り、息子は土日にやってくる。そして石田さんの仕事は、全面的に後継者に任せることに決まる。

〈8月28日（12日後）〉

［医師カルテ］「腹がへる。えらくない。」

［看護記録］N_1：発話あるもややききとりにくい。しきりに東京へいかなければと言っている。現在興奮

状態認めず。

N_2：意識清明であるが、ろれつの回らない感じあり。安静に休むように話してもきかず、ほとんど起坐している。

N_3：「トイレへ行きたい」と、興奮気味に訴えるも、便器に排便するように話す。

流動食から三分がゆになる。「これは病人が食べる物だ」と言って、おかゆを食べたがらず、三口くらいで止める。

おむつは外され小便は尿尿ビンでとるようになる。大便をしたいから「トイレに行きたい。」と言うが、やっと坐位が許可されたばかりなので、ベッドの上で携帯用便器（ホーロー製）で用を足すようにと看護師から指導される。便器が「冷たくて固い。嫌だ。」言って、便を我慢しようとする。

突然ベッドから降りようとする。家族はあわてて石田さんの身体を押さえつけようとしたところ、途端に強い力ではねのけられる。家族はどうにか石田さんを説得してベッドに横にならせ、急いで担当医に動いてもよいかを確認するためにナースステーションに走る。医師は、ゆっくりと身体を起こしてベッドに腰かけるくらいは大丈夫だとの返答。そしてそれを石田さんに伝える。石田さんは不機嫌。

「夜眠れずに淋しいからラジオを持ってくれ。」と家族に頼む。夕方、知人の三郎君がやってきたとき、「今度来るときにはお酒を持ってきてくれ。」と頼む。

〈8月29日(13日後)〉
[医師カルテ]「食事はたべられた。えらくない(つらそうではない)。」「アイウエオが言いにくい。」
[看護記録] N_1:ろれつの回らない感じあり。何やら怒っているも聞き取れず。
N_2:興奮状態なし。

五分がゆになる。「ごはんが出るまで食べない。」と宣言し、おかゆを食べない。まったく食べないことを心配した家族は、以前病院から配られたが飲みたがらずに取っておいた、缶入りの流動食を少し飲ませることに成功。しかし石田さんは、医師に「おかゆは全部食べた。」と報告。

はじめての教授回診にはりきって応対(以後教授回診の日になると、オーデコロンをつけヘアートニックで髪を整えて、楽しみに待つようになる)。病気になってからほとんど不機嫌な様子しか見せなかった石田さんが、個室に入りきらないくらいのたくさんの医師たちを前に嬉しそうにしている姿に、娘は大変驚き、そのことを家族にも報告する。

夕方、知人の三郎君が「お酒を持ってきた。」と言って、病室に入ってきた。三郎君に後から聞いたところ、実はそれはお酒のビンに入れた健康飲料水であった。しかし石田さんはそれをお酒だと信じているように、三郎君との晩酌を楽しんだ。

この頃の石田さんはすでに意識がはっきりしているので、病気の後遺症かそれとも薬のせいで味覚がおかしくなったのだろうか、退院後も自分は病院でお酒を飲んでいたと自慢げに話すため、どうやら本当にお酒だと信じていたのではないかと思われる。知人の三郎君は、この日以来、毎日のように仕事帰りに立ち寄り晩酌に付き合ってくれた。石田さんは夕方になるのが待ち遠しい様子で、夕方になるとコップを二つテーブルに乗せて、三郎君が来るのを待っている。

〈8月31日（15日後）〉

今日もおかゆが出たが断固として食べようとしない。家族は仕方なく、売店でやわらかいパンを買ってきて食べさせる。

簡易トイレ（ポータブルの洋式便座）がベッドのすぐ脇に置かれ、石田さんは大変喜ぶ。大便はベッドを降りてこの便座に移って用を足し、小便は今まで通りベッドの上で屎尿ビンを使うことになる。簡易トイレへ移るためにベッドから降りたが、ベッドから降りるのは入院して以来はじめてのことだった。ベッドから降りて歩こうと試みたが、立っていることさえ困難なことに気づき、とても驚いている。目が回って身体がふらつくらしい。このとき自分が歩けなくなっていることを知る。娘に支えられて慎重に便座に移ると、用を足すあいだ娘を病室の外に出し、誰も入ってこないように見張りをさせる。なぜならほとんどの看護師が、ドアをノックするやいなや入ってくるため、落ち着いて用が足せないからである。用を足し終わると石田さんは、「終わったよ。」と言って、ドアの向こうの娘に合図する。

〈9月2日（17日後）〉

［看護記録］ N_1：不機嫌な様子。

ベッドの柵につかまり数回足踏みをしてみるが、すぐに止める。「目が回る」と言う。絵を描くことが好きだった石田さんに、娘はスケッチブックとクレヨンをプレゼントする。スケッチブックを開き、まず字を書こうと紙の上にクレヨンを走らせてみるが、字もそして絵もひっかき傷のよう。そのことに驚き落胆する（その後しばらくのあいだスケッチブックを開こうとしなかった）。

最近、若い看護師たちが来るとますます顔を背ける。血圧を測ってもらうために腕は差し出すが、話そうとしない。看護師が出ていった後、娘が「石田さーん。お熱と血圧はかりますよー。」と若い看護師たちの語り口調を真似すると、にやっと嫌そうな顔をして笑う。「目をつぶったら誰だかわからないほど同じ口調だ。」というようなことをつぶやく。

石田さんの怒り（その1）

「ほっといてくれ！」

「押さえつけるな！　ほっといてくれ！」この怒鳴り声は、意識がはっきりしてきた頃から、しばらくのあいだ頻繁に石田さんの口から発せられた（まもなく後遺症があらわれて、明瞭には話せなくなるのだが）。病院では、患者が病気や死に対する恐怖、あるいはそれを否定する気持ちなどから、強い怒りをあらわすことがあると言われている。またその怒りは、一般的に権威のある存在として映りやすい医師ではなく、より弱者として映りやすい看護師がその対象になりやすいとも言われる。石田さんは以前から短気なところがあるのだが、この時期は目立って不機嫌なときが多く、そしてしばしば激しい怒りをあらわした。しかし家族が病院生活に少しずつ慣れてきた頃から（正確には第2章以降に取り上げるリハビリが始まってから）、私は石田さんの怒りが、単に自分の病気に対する恐怖やあるいは強い否定からきているとも、またそれが単に弱者に対して向けられているとも言い切れないような原因があるように思えてきた。

それは、相手とのコミュニケーションの質的なズレに関係しているのではないかと思えてきたのである。それについて、まずはじめに特に家族に対して向ける怒りを中心に取り上げ、次節では特に若い看護師たちに対して向ける怒りを中心に取り上げて見ていこうと思う。

怒りを向けられる家族

入院して一週間を過ぎた頃から、石田さんの意識は徐々に回復してきた。しかし意識が回復してきたといっても、それから数日間というものは、夢と現実の区別がついていないような意識が朦朧とした様子だった。そしてその頃から頻繁に石田さんは怒りをあらわすようになった。そして「押さえつけるな！　ほっといてくれ！」「お前たちはうそつきだ！」「出て行け！」「誰も信じられない！」

「バカにするな！」などと、たびたびわめきちらし暴れた。「夢と現実がごっちゃになっているんだから。」と、家族はなだめようとするが、どうにも手がつけられない。

その後は次第に少しずつ、夢と現実の区別がつかない世界から抜け出していき、現実の中で自分を実感できる世界に安定するようになってきたが、それでも石田さんの怒りが治まる気配は一向に見られなかった。

また意識がはっきりしてきてからの日々は、石田さんにとって以前とは異なる自分を発見する毎日だった。ヒゲがうまく剃れない（電気かみそりにもかかわらず）、パジャマのボタンがかけられない、字は覚えていても線が字としてまとまらず、ひっかき傷のよう、食事時ごとに配られる一回分の薬を入れた小さなビニール袋が破れない、錠剤の薬をシートからなかなか押し出せない、箸や皿を持つ手がこわばる、コップをテーブルに置くときには自分でもびっくりするほど大きな音を立ててしまうなど、動作の細かな調節が必要なことが思うようにいかない。

またそれは口の中でも起こっていた。液体類を飲むとすぐにむせ返る、熱い物や固い物が食べにくく、そうでなくても食べるのに時間がかかる、話をすると口からよだれが出てしまう、ろれつが回らないなど、唇からのどのあたりまでの筋肉が思うように動かない。さらに排泄が自分でコントロールできない、立つことも、ましてや歩くこともできない。そのようにさまざまな「できなくなったこと」を、何かをするたびごとに気づかされていった。それらは今まで日常的に、何の不自由もなくやってきたことばかりである。

石田さんはもちろん、そのように「できなくなったこと」に驚き、気づくたびにためいきをついたり肩を落としたりして落胆した様子をあらわした。またそのとき同時に発せられる「情けないなあ」と自分に向けてつぶやいているような声には、誰にも向けようのない怒りをあらわしているように周囲には映った。度重なる落胆と同時にたまっていく怒り。まるでそれらの感情を爆発させる機会を常にうかがっていたかのように、石田さんは頻繁に爆発したが、それは特に、自分の一挙一動が家族の者に敏感に反応されるときに多かった。

たとえば、石田さんが何かしようとして少し身体を動かしただけでも、「だめだめ！」「こうしたほうがいい。」「これはやめたほうがいい。」などと、すぐさま誰かから応答される。しかも周りは、石田さん曰く「訳も聞かずに。」、石田さんにとっての意味はほとんど考慮されることなく、一方的に石田さんの知らない世界の中で次々と解釈されていく。たとえば、体を起こそうとすれば、いきなり家族が自分の身体を押さえつけ、すぐさま医師に連絡をして身体を動かしてもいいかの確認をとり、そして医師からの返答をそのまま石田さんに告げる。

そのようなことは、病者を取り囲む状況では当たり前のように見えるかもしれない。しかしたびたび続くいわば「一方的な翻訳作業」のもどかしさに、石田さんは「押さえつけるな！　ほっといてくれ！」「何を言っているんだ！　自分が一番わかっているんだ！」などと怒鳴りちらして相手に怒りを向けた。この時期の石田さんは、病気による多少の意識障害も残っており、また病気になって変わってしまった自分に対する落胆や怒りの様子も頻繁に見られるなど、決して精神的に安定した状態とは言えない。しかし、家族はたとえそうだと頭で理解していても、また相手は家族なんだとわかっていても、手をつけられないほど怒りをあらわにして怒鳴り声をあげる石田さんを目の前にすると、あたかも自分たちが脅されているようにさえ感じて、心臓の鼓動がドキンドキンと高く鳴り響くほど動揺してしまうのである。

そのように石田さんが興奮しもの凄い形相になると、家族は動転しオロオロしながら半ば助けを求めるような気持ちで、ナースコールに飛びつきボタンを押す。その後看護師が部屋にやってくるまでの時間は、たとえ看護師がすぐさま駆けつけてくれても、とてつもなく長く感じるのである。そして若い看護師たちはたいていの場合、部屋に入ってくると石田さんの激しい怒りに驚き、そして家族と一緒になってオロオロする。そのときは師長や主任が呼ばれ、それでもだめなら医師が呼ばれて石田さんを説得して落ち着かせる。しかしときには精神安定剤の注射が必要だった。そういうことが、しばらくのあいだ何度も続いた。

また特に発語が不自由になってきてからは、ことばで即興的に即座に表現できないことが、石田さんの怒りの度合いに拍車をかけた。実際、たとえ相手から好意的に受け取りがたい応対を受けても、また十分に表現できないところを相手から一方的に解釈されたとしても、すぐさまことばで反論したり、誤解を訂正したりすることは容易ではなかった。

ところで、この時期の家族について言えば、これまで見てきたように、突然襲った病いによる石田さんの身体的変容と激しい怒りにかなり動揺している。そのため、石田さんの発言やふるまいを、どう解釈したらよいのかわからない。しかし、かといってわからないという不安な状態のままでいられるような気持ちの余裕もない。あいまいなままでなく、何らかの意味づけがほしい。こうだとはっきり教えてほしい。それがもし悪い徴候なのであれば、早く治療してもらいたい。そのような背景の中、家族は石田さんの発言やふるまいに敏感に反応し、すぐさまその行為の解釈を医師や看護師に求めた。

周囲の石田さんのふるまいに対する、いわば「一方的な翻訳行為」は、退院近くまで続いた。たとえば次のような出来事があった。身体の移動が許可され車椅子で病室から出られるようになってから、石田さんは売店で甘い物ばかり買ってきて食べた。家族は今度は石田さんの身体がどこかおかしいのではないかと思い、また甘いものばかり食べたら糖尿病になるのではと心配して、医師に相談して検査してもらった。ただしこの頃は、家族も石田さんの怒りに対して敏感になっていたので、石田さんには内緒で医師に相談し、そして医師も石田さんの怒りの事情を察して、石田さんに何についての検査をするとは明確に伝えないで、これまでの一連の検査の一つとして簡単な検査を行なった。結果はどこも悪くはなかった。

また特に安静にしていなければならない時期において、家族が敏感に反応するのは石田さんの一挙一動だけではなかった。医師や看護師のことばや、顔の表情などの表面的な態度にも一喜一憂した。石田さんの症状について良いことを言われれば非常に喜び、また悪いことを言われれば非常に落ち込んだ。その中間の感情はないかのように、両極の端を大きく揺れ動いていた。また医師や看護師のちょっとした表情に深読みをした。そしてたいていは、悪いほうに考えた。それはのちに起こるかもしれない悪いことに対して、少しでもショックが大きくならないように心構えをしていたのかもしれない。

医師や看護師に何か質問をすれば、もちろん必ず何らかの返答を得られた。しかもその返答は、専門的な医学用語から家族にわかるようにやさしく翻訳された説明であった。たとえば、石田さんが頻繁にあらわす怒りについて尋ねたときは、医師や看護師によって「脳の損傷部位によって性格が変わることがありますから」と説明された（意味づけられた）。確かに石田さんの怒りは、以前から短気であるという理由では納得いかないほどに激しいため、日ごとに家族の不安は大きくなっていた。家族は医師や看護師の返答から、あいまいなことがどこかではっきりと意味づけされたことに安心感を覚えた。また激しい怒りが、石田さんに限ったことではなく、同じような病気をした人ならばそうなることがあるのだと知ることも安心につながった。それゆえにそのときの医師や看護師の石田さんの怒りについての解釈は、家族にとっては非常に説得力があり、そして家族もそう解釈した。そう解釈することで、幾分か不安を解消できたのである。

しかし一方で、そのようないわば生物学的医学にもとづく返答は、やはり家族の力ではどうにもならないのだという再確認と、ときには無力感にもつながり、そのことは家族の医師や看護師に対する依存心を強めた。またそれと同時に家族は、自分たちの判断できない世界にとどまり続けることの不安定さに、引き続きこれからも耐えなければならないのだと、再確認した。

先述したように家族はあるとき、それは病院生活の疲れと石田さんの病気や怒りに対する不安とが絶頂に達していた頃であるが、廊下で会った主任看護師の木村さん（仮名）から次のように声をかけられたのだった。「脳梗塞はそのような状態が出ることがよくあるから。そのうち落ち着いてきて、いつかこんなことがあったかって、言えるようになるといいですね。そうなるように私たちも頑張りますから。」このとき家族は、不思議なほど安堵感を覚えた。振り返ると、これまでも医師や看護師とは確かに何度も話をしていた。しかしそれは、病状についての生物学的医学にもとづく説明がほとんどであり、この主任看護師のような率直な温かい励ましを受けたことはあまりなかった。主任看護師の一見何気ない励ましのことばは、家族が自分たちの判断できない世界にとどまり続けることの不安定さに、決して孤独に耐える必要はないのだと素直に感じさせた。そしてこのことをきっかけに、家族が医師や看護師に対して抱いていた受動的な強い依存心が、むしろ積極的な信頼感に変わっていった。

入院後しばらくは〈生物学的医学〉への翻訳に強く依存していた家族も、次第にそれに依存しない見方を少しずつ取り入れるようになっていった。それは、石田さんがすべての人に対して怒りを向けているわけではないことに気づいたときからである。つまり、必ずしも石田さんの怒りの原因のすべてが、脳という〈生物学的機能〉の損傷に帰せられないことに気づいたのである。

なぜなら、石田さんの怒りは、ある特定の人々にだけ向けられていたからである。石田さんの怒りは主として、家族と若手の看護師たちに向けられていたのである。前述の医師のカルテの記載からもうかがえるように、石田さんは医師に対しては冷静に紳士らしく、ときにはユーモアを伴って応対している。さらに年輩の看護師や見舞い客に対しても、怒りを向けることはなかった。そのような落ち着いた様子の石田さんを見ると、家族は石田さんの怒りが「脳の損傷部位による性格の変容ではない」と、複雑な気持ちながらもほっとする。しかし再び石田さんから怒りを向けられると、その行動を理解できないことから押し寄せる不安に押しつぶされそうになり、「やはり性格までも変わってしまったのだ」と、病気のせいにして納得しようとする。その繰り返しだった。

次章で取り上げるが、石田さんの怒りに対する意味づけが変わるきっかけを与えたのは、リハビリを機に娘が石田さんと病院内を「散歩」するようになったことであるが、また同時にその頃は、家族も病院生活や石田さんが病者であるという現実に慣れてきて、目の前に起こることに対処することが精一杯の時期から、病院生活の中のさまざまな出来事をより全体的な広い視野で見る余裕が出てきた頃でもある。

バフチンの発話理論とワーチの「特権化」

ロシアの思想家ミハイル・バフチンの発話理論は、「発話」をことばの使用者の個人の内側からと同時に、「言語コミュニケーションの単位」として社会的な側面からも捉えようとする複眼的な視点を私たちに提供してくれる。その数々の視点の中から、特に本書では「発話」が常に「誰かに向けられている」ということ、そして「発話」が実現されるのはいわば真空の中のように他から何も影響を受けない状況＝文脈においてではなく、ある固有の意味や価値の体系が背景にある具体的な社会文化的な状況＝文脈においてなのだという二点について注目したいと思う。

まず「発話」が誰に向けられているかという点について、その誰かには、他者だけでなく自分自身も、さらには活字にされた書き言葉も想定されている。またある具体的な社会文化的な状況＝文脈とは、同一言語内（たとえば、日本語）においてもさまざまな活動領域があり、それぞれの活動領域（たとえば、医療や教育の現場）にはそれぞれに固有の意味や価値の体系、そして言語形式があることと関連している。

このようなさまざまな言語形式を、バフチンは「社会的言語」（あるいは「ことばのジャンル」）と呼んだ。「社会的言語」というのは、たとえば「社会的諸方言、集団の言葉遣い、職業的な隠語、ジャンルの言語、世代や年齢に固有の諸言語、諸潮流の言語、権威者の言語、サークルの言語や短命な流行語、社会・政治的な日付、さらには時刻の諸言語（毎日が自らのスローガンを、語彙を、自己のアクセントを持っている）等」（バフチン **a, p.14**）である。

そして、互いの理解を可能とするために、文法規則がことばの使用者（話し手あるいは書き手）の自由を制限しているように、「社会的言語」はまた違うやり方で、ことばの使用者の自由を制限している。それは、話し手あるいは書き手が、その社会文化的な状況＝文脈において自己を表現するためには（同時に相手に理解してもらうためには）、そこで共有されている「社会的言語」といういわば他者のことばをいったん借りて、そこに「自分の志向とアクセントを住まわせ、言葉を支配し、言葉を自己の意味と表現の志向性に吸収し……自己のものとしなければならない」（バフチン **a, p.66**）からである。

言い換えれば、話し手は多様な「社会的言語」のいずれかを選択し、そしてそこにイントネーションなどによってその人独自の表情を付与するなど、いったん社会的な他者のことばを借りながらも、具体的に実現する過程において自分固有の意味や表情をのせて、再び社会の中に返すのである。したがって、「社会的言語」とは、辞書の中に客観的に存在するようなものではない。それは、ある特定の社会文化的な状況＝文脈において、話し手（あるいは書き手）という固有の人格を通して、まさに物理的に声として実現される。そのように、話す主体を通して「社会的言語」もそのつど新しい様相を帯びるのである。よって、「社会的言語」と個人が実現する「声」（物理的な音としての声以上の意味が含まれる）とは、相互作用的な関係にあるのである。

私たちは人生を通してさまざまな社会的実践に関わることによって、さまざまな「社会的言語」と接触する機会を持つ。そして私たちはその「社会的言語」との関係性の中で自分の「声」を実現させ、またそうすることによって私たちはさまざまなタイプの「声」を獲得していく。

アメリカの心理学者のジェームズ・ワーチはこのようなバフチンのいう「声」を手がかりに、学校教育の教授場面を分析した。そしてそこでは「形式的で論理的、できれば定量可能なカテゴリーによって対象や出来事（つまり、指示的意味内容）を表象する」（ワーチ a p.123）ような、具体的な状況や文脈に影響されにくい「脱文脈化された声」が、他の「声」よりも「特権化」されていることを見いだした。ワーチのこの「特権化」という概念は、バフチンの「権威的な言葉」をもとにしている。バフチンは「権威的な言葉」の例として、宗教、政治、道徳上のことば、さらに父親や大人や教師のことばをあげて、さらに次のように説明する。

> 権威的な言葉が我々に要求するのは、無条件の承認であり、自由な適用や、自分自身の言葉との同化などでは全くない。……権威的な言葉は、我々の言語意識の中に、密集した分かち難い統一体として侵入してくるのであって、それに対する態度は無条件の是認か、無条件の拒否のどちらかでなければならない。それは、権威――政治権力、制度、人物――と分かち難く一体となっている。従って権威的な言葉はそれらの権威と消長を共にするのである。ある部分には賛成し、また別の部分はある程度まで受け入れ、また

第三の部分は無条件で拒否するという風にそれを分割することはできない。……権威的な言葉は不活性なものであり、その意味は完結し、硬直化している。（バフチン a pp.155-156）

このように「権威的な言葉」は、他の「声」との接触能力を欠き、他の「声」との「対話」によって相互活性化されることがない。一方、それとは対称的なのが、「内的説得力を持つ言葉」である。

内的説得力のある言葉の創造的な生産性は、まさにそれが自立した思考と自立した新しい言葉を呼び起こし、内部から多くの我々の言葉を組織するものであって、他の言葉から孤立した不動の状態にとどまるものではないという点にある。……内的説得力のある言葉は、他の内的説得力のある言葉と緊張した相互作用を開始し、闘争関係に入る。……内的説得力のある言葉の意味構造は完結したものではなく、開かれたものである。内的説得力のある言葉は、自己を対話化する新しいコンテクストの中に置かれるたびに、新しい意味の可能性を余すところなく開示することができる。（バフチン a p.159）

バフチンはこの「権威的な言葉」と「内的説得力を持つ言葉」の力のせめぎあう場を「発話」、あるいは「声」と理解していた。そしてワーチはこのようなバフチンの「声」の権威性の考えを援用し、社会文化的な状況＝文脈における「声」の関係をよりダイナミックに捉える概念として、「特権化」という用語を提案したのである。

私が、優勢ないし支配といった用語の代わりに特権化を使うのは……まず第一に……それにまつわる理論的しがらみが少なく、より限定された意味で使えるからである。その上、……特権化は心理的な過程に焦点をあてているということがある。これは、原則としては他の媒介手段を想定することができたとしても、ある特定の媒介手段がその使用者に対してそれが適切であること、さらには唯一の可能な選択とさえ思わせてしまうことがあるという事実にかかわっているのである。……もう一つの理由としては、支配はしばしば暗にある種の制止状態を意味しているのに対して、特権化はよりダイナミックなものと考えられることにある。（ワーチb pp.159-160）

すなわち「特権化」とは、ある特定の社会文化的な状況＝文脈では、たとえばあるタイプの「社会的言語」が他の「社会的言語」よりも適切ないし効果的だと評価される傾向にあるという事実を指している。さらに、他の「社会的言語」を選択することができたとしても、それを選択せざるを得ない心理的な過程や、あるいはそれら異なる「社会的言語」同士の力のせめぎあいがあることを、よりダイナミックに表現しようとしている。

言い換えれば、「社会的言語」同士のせめぎあいが起こるのは、ある特定の社会文化的実践に固有の「社会的言語」には、独特なことばや言い回しだけでなく、その背後に他の「社会的言語」とは異なる、（辞書的な意味を超えた）固有の意味や価値の体系があるからである（バフチンは、多様な「社会的言語」が相互に対話的に共存している状態を「異言語混交」と呼んだ）。つまり、私たちのことばや身体的ふるまいなどが、それぞれの社会文化的実践によって異なって意味づけられたり、異なったものが期待されたりすることがあるのは、その社会文化的実践において「特権化」された固有の意味、あるいは価値の体系があるということである。

それに関することとしてバフチンは、「発話」あるいは「声」には、イデオロギー性あるいは評価的態度が含まれていることを指摘する。つまり、私たちが聞いているのは、その言語形態が正しいか正しくないかではなく、むしろ「真か偽か、善か悪か、重要なことか重要でないことか、愉快なことか不愉快なことか」なのであり、そのように「つねに言葉は、イデオロギーや日常生活の内容や意味で充たされている」（バフチンc p.103）のである。したがって「発話」においては、「絶対的に中立な発話というものは不可能なのである」（バフチンb p.160）。言い換えれば、「発話」を実現することは、それによって他の「発話」に対してある意味や価値の体系から評価を下す営みとなるのであり、そのように「能動的な応答」なのである（以下この意味での応答を、括弧付きの「応答」と表記する）。「声」とは、そのような諸力のせめぎあいの結果実現された一回性のものであるが、本書ではワーチと同様に、ときに「声」と「社会的言語」を互換可能な用語として用いる。また「声」には、話す主体そのものである心理学的な個人の内言としての意味合いも含まれているが、それについては後の章で述べることとする。

「医療文化の声」

アメリカの精神科医であり医療人類学の草分けでもあるアーサー・クラインマンは、治療者の診断は「まったく記号論的な行為である」と述べている。本書の議論に添って言い換えると、病者の訴える病いの経験は、治療者によって〈生物学的医学〉という特殊な記号へと翻訳されるのである。さらにそれによって、治療者に対して従順な「患者」であるとき以外の、つまりは病者の日常生活におけるさまざまな病いの意味をも削ぎ落とされるのである。

クラインマンは、「患者」よりも「病者」という表現を好み、それについて以下のように説明している。

> 慢性の病いをもった個人は、ずっと多くの時間を、病気の家族のメンバーとか、病気の労働者とか、病気の自己という役割で過ごしているのであり、診察室の光景と臭いを髣髴とさせ、従順で受動的な医療のケアの対象というイメージを残す患者という役割に費やされる時間はそれほど多くないのである。（クラインマン p.353）

にもかかわらず病院は、治療にやってきた個人を、他の誰でもない「患者」としてのみ扱うとしばしば非難されているが、それは診察室や病室の中では、個人の職業や社会的地位、ときには性別といったものまでもが、何も意味をなさないものとして、あるいは小さな効力しか持たないものとして扱われるということである（ただしそこでは、医師や看護師、あるいは看護師間の上下関係、権力関係はあくまでも重視されているのであるが）。

つまりそのような特徴が著しい場合の「病院」あるいは「医療者」の前では、〈生物学的医学〉の知識体系に照らし合わせた病名が、いわば病者の唯一の個性であるかのように見なされる。そして医療者の前に従順な「患者」であることは、病院というシステムが効率的に機能することにも貢献している。そのような「病院」では、「患者」としての個人は、明らかに他の社会的営為に身をおくときとは異なる自分を経験するだろう。言い換えればそのような「病院」は、ほとんどの人にとって不案内であるところの〈生物学的医学〉の、さらには病院というシステムに関わる、特殊な「声」が「特権化」された場と言えるだろう。以下そのような「声」を、「医療文化の声」と呼ぶことにする。

しかし仮にそのような「声」を「医療文化の声」と呼ぶとしても、その「声」の「特権化」は、その「専門家」によってのみなされているわけではない。たとえば、石田さんの怒りの意味を「脳の損傷部位による性格の変容の可能性」とのみ理解していたのは、医師や看護師だけではなく、家族も（ある時期までは）そう理解していた。また石田さんが身体の移動が許可されリハビリが始まる前までの家族は、石田さんを取り囲む人々の中で、最も石田さんの発言やふるまいに敏感に反応し、さらにその解釈を「医療文化の声」の中に強く求めていた。そのように家族は「素人」として、「医療文化の声」の「特権化」に貢献していた。

確かに家族は前述のように、石田さんの、さらには医師や看護師の発言やふるまいに一喜一憂していた。しかし石田さんの家族は、病気や障害を持ったことで今までとは違ってしまった家族の一メンバーを、どう扱ってよいか判断できなかったのである。いわばこの時期の家族は、石田さんを理解するための「判断の文脈をめぐる混乱」の状態にいた。

そしてこのことは、障害者の家族が「第三者としての障害者」と呼ばれることの一側面をあらわしている。すなわち、障害者が身体の喪失とともに社会的、物理的、あるいは精神的な環境の喪失を経験しているその傍らで、家族もまた、何らかの喪失を経験しているのである。

石田さんの家族の場合、突然の病いに見舞われ障害を持った家族の一メンバーの発言やふるまいを、どう解釈したらよいのか、それを判断するための基準あるいは文脈の喪失を経験している。その中で特にある時期までの家族は、確かに「医療文化の声」に強く依存していた。しかし家族としては、目の前で起こる出来事の意味づけを、とりあえず明確に思える「医療文化の声」に委ねることでもしなければ、不安な気持ちをどう解消したらよいかわからないという状態だった。

また家族は幾度となく、石田さんを「患者」として見ざるを得ないような状況におかれた。家族の一人が数本の管でつながれている。またある一時期は暴れて点滴がはずれるために、両手両足をベッドの柵に紐で縛り付けられていた。それは仕方がないことだと頭では重々承知していた。けれども、その姿を見ただけで、家族は動転してしまう。

あるいは家族が石田さんを見守る病室は、ときおり突如として「治療室」に変わる。たとえば入院初期、石田さんがオムツを使用していた頃にかぶれがひどくなり、皮膚科の医師がやってきた。医師は部屋に入ってくるやいなや、その場で患部の治療をした。病院だから当然と言えば当然である。何も不思議な光景ではないかもしれない。しかし家族が周りを取り囲んでいるその場には、石田さんにとって恥ずかしさを保護するものが何もなかった。家族もあっという間の出来事に、部屋から出る余裕もなかった。さらに石田さんが入院してから家族に身についた、素人ながらも治療行為を確認しようとする癖が災いし、反射的に目を他所に向けることができなかった。

けれども、石田さんの恥ずかしさにふと気づいたとき、その場に一緒にいることが辛くなった。そしてそのようなとき家族は、石田さんを「患者」として見ることによって、家族として見ることで辛くなる場を切り抜けていった。そのように家族が石田さんを「医療文化の声」の中で意味づけることには、家族だからこそ感じる葛藤場面を繰り返す過程で、葛藤を強く感じないようにするために知らず知らず身につけていった一つの方略だったのだろう。

どのような「声」が「特権化」されるかは、どのような実践が中心になっているかによるだろう。たとえば、集中的に〈生物学的医学〉の治療が必要であり、したがって「医療文化の声」が「特権化」されなければならない時期が確かにある。しかし石田さんは「医療文化の声」が「特権化」されなければならない時期からすでに、その「声」を「特権化」して自分に押し付けてくる者、特に家族に対して怒りをあらわにした。家族は当然のことながら、石田さんが病気で倒れる以前を最も知る者である。それだからこそ石田さんにとって、家族の自分に対する応対の以前とのギャップは、納得がいかないものが多かったに違いない。

しかし、石田さんの病状が落ち着いてくるにつれて、家族も少しずつ不安から解放されていった。それと同時に家族は、そこで「特権化」された「医療文化の声」に盲従することを、「専門家」からさえも、必ずしも期待されていないことに気づいていった（少なくともこの病院では、あるいはこの病棟では、かもしれないが）。

たとえば、家族の「これは間違っているんじゃないか」という率直な訴えに対しても、「専門家」である医療者たちは冷静に真摯に耳を傾けて受け入れ、あるときは謝罪した。そして実際そのことが、病状の変化の早期発見につながったり、薬の投与量ミスを事前に防ぐことになったりした。また三人いる担当医の中で最も若い医師は、自分の知りたい情報を聞いて足早に病室を去る医療者が多い中で、石田さんの不明瞭なことばで発せられるさまざまな話にゆっくりと時間をかけて耳を傾けた。その医師は、石田さんから冗談を引き出すことに誰よりも早くから成功していた。その医師の書いたカルテには、石田さんの怒りがまだ激しい頃にも「笑顔（＋）」という記述が見られる。特にその時期のこの若い医師の記述は、看護師による看護記録や家族との対話とは、非常に対照的である。

医師によるカルテの記述に、〈生物学的医学〉に関わる内容だけでなく、患者との言語的やりとり、さらには表情などの非言語的なやりとりが書かれていることを知ったとき、家族は意外であるという驚きと同時に、家族がその時期にはできなかったが石田さんが気分良く接する相手がいることを確認でき、（複雑ながらも）嬉しく思った。

しかし病院あるいは病棟によっては、「素人」の「声」が「専門家」に届きにくいことがある。それはたとえば、「専門家」と「素人」とのあいだに、「素人」が発言する勇気が必要とされるような権力関係があったり、「素人」の「声」の中に、重要な情報を見つけようとする姿勢が「専門家」になかったりすることもあげられるだろう。だがそれは「専門家」の側だけの問題では決してない。それはたとえば、なかなか病気が治らないときに、患者（「素人」）が医療者（「専門家」）に対して（主に陰で）不平を言う場合や、医療者（「専門家」）が適切な診断と治療方法を判断するために十分なほどに患者（「素人」）が情報を与えきれていない場合もある。

そして言うまでもなく、「専門家」の「特権化」された「声」は、そこに権威性があるゆえにこそ、その文脈の世界に不案内な「素人」が安心して依存できる側面があるのである。けれども、安心して依存できるとはどういうことだろうか。先述のように、主任看護師が石田さんの家族にかけた率直な励まし、「脳梗塞はそのような状態が出ることがよくあるから。そのうち落ち着いてきていつかこんなことがあったかって、言えるようになるといいですね。そうなるように私たちも頑張りますから。」ということばは、医療文化の「特権化」された「声」だからこそ、家族に深い安堵感を与えた。これが医療者以外の立場の人が言ったのであったなら、また直接石田さんに関わる医療者が言ったのでなかったなら、それほどの説得力と安堵感を与えてはいないだろう。

たとえば、主任看護師のことばの最後の部分「そうなるように」以降を抜いて、同じような病気を経験した人、あるいはその家族から同じことばをかけてもらったとしたらどうだろうか。同じような経験を持たない人にはない共感性が伝わり、確かにほっとする部分も大きいだろうが、説得力と安堵感の程度においてはまったく異なるように思う。

それは一つには、数々の経験に裏づけされた科学的根拠にもとづいた「声」であることへの信頼もある。しかし主任看護師のこのことばがけは、医療者に対する患者あるいは家族の抱く信頼の、質的な違いについて教えてくれているように思う。たとえば、医療者が患者の病状について、本人や家族に対していくらわかりやすい表現で説明したとしても、本人や家族にとってそれは、自分たちの判断できない世界にとどまり続けなければならないことの再確認となり、かえって不安になる場合もある。しかし、医療者からのことばがけの中には（たとえば主任看護師の率直な励ましのことばのように）、患者や家族の医療者に対する単なる依存心を、むしろ信頼と呼べるものに変えることがある。またその種のことばがけは、患者や家族にとって不案内な世界にとどまり続けることの不安に、決して孤独に耐える必要はないのだという安堵感につながることもある。少なくとも石田さんの家族は、純粋にそう受け止めることができた。すなわち、「専門家」の「特権化」された「声」の権威性ゆえにこそ、「素人」として安心できたのである。

そのような医療者と患者や家族との信頼関係の質的な違いについては、石田さんが異なる病気で同病院に二度目に入院したときの、担当医と石田さんの会話にも見ることができた。石田さんは脳梗塞発症から五年後、右足の動脈に梗塞（詰まり）が発見され、同病院でその血管の手術を行なうことになった。入院後まもなくの検査結果について、担当の笹本（仮名）医師から石田さんと家族に、次のような説明があった。

「動脈は右足の根元まで梗塞しているため、足ではなく下腹部を切開する必要がある。下腹部の手術となると、全身麻酔が必要になってくる。全身麻酔は意識が回復する過程においてかなり心臓に負担をかける。ところが石田さんの心臓はそれに耐えるほど丈夫ではない。そのため、できるだけ腹部を切らないように下の方を切開し、麻酔も全身麻酔ではない工夫をするよう努力をする。そのように石田さんの手術は難しい。」

その説明を聞きながら、とにかく難しい手術という印象を受けた石田さんと家族は、手術に対する不安が大きくなり緊張を感じた。そして手術の内容の説明の後、手術日が執刀医の学会参加の予定等により二週間先に延びることを聞き、家族は（おそらく石田さんも）、今感じているこの強い不安と緊張が、二週間先まで引き延ばされるのだと重い気分になった。

その後、担当医の笹本医師は、手術日当日まで手術の話やさまざまな検査結果を報告するために、頻繁に石田さんや家族のもとに足を運んできた。あるとき石田さんは、笹本医師の説明を聞きながら、それを半ば遮るようにしてこう言った。「何だか難しいことはわかった。とにかく先生のために頑張るわ。」それに対して笹本医師は、温かく微笑みながら即座に「家族のために頑張ってよ。」と石田さんに返答した。手術当日までに、石田さんの身体にかなり負担のかかる検査も行なわれたが、そのたびに「先生のために頑張るわ。」と、石田さんは笹本医師に向かって言った。そして笹本医師は検査が終わるたびに、もちろん本番の手術後も、「本当に頑張ったね。」と石田さんの頑張りにねぎらいのことばをかけ、石田さんもそれに対して非常に素直に嬉しい表情を見せた。

そのような両者のやりとりを見る中で家族は、手術の内容や説明は難しくて素人にはわからないことが多いが、特に疑問を感じることなく、また石田さんの身体にかかる負担を想像して一緒に不安になりすぎることもなく(まったく不安がなかったわけではないが)、何よりも石田さんが笹本医師個人を信頼していることが、安心できる判断の拠り所だった。先述のように、医療者から説明されればされるほど、患者や家族は、自分たちの力の及ばないことだと再確認させられる場合もある。さらに、医療者への依存心だけでなく、病気に対する恐怖心を増加させる場合もある。しかし石田さんから「先生のために頑張るわ」という発言を引き出した笹本医師と石田さんのあいだには、詳しく丁寧な説明とは明らかに異なる信頼関係が築かれている。

もちろん、その信頼関係は「特権化された声」の「専門家」の持つ権威性ゆえにこそ、「素人」が安心して依存できた例と言える部分もあるが、しかしその信頼関係は、情報の正確な伝達によって築かれるものとは明らかに質的な違いがある。

石田さんの怒り(その2)

若手看護師への怒り

脳梗塞の入院時に話を戻す。入院後一ヵ月ほどたった頃、石田さんの怒りは以前よりも随分治まってきていた。また石田さんは入院生活という新しい状況＝文脈の中で、自分の発言やふるまいが何を意味するのかについて、自分自身でも少しずつ理解していったようである。少なくとも、自分があらわす怒りは(何か具体的な対象に対する怒りというよりも)病気で性格が変わってしまったのだと思われる可能性があることを知った。

石田さんは入院後、家族のようにはすんなりとは「医療文化の声」の「特権化」を受け入れることはできなかったが、次第に自分の納得の文脈と医療文化の文脈とのズレを理解し、必要な部分は妥協し埋め合わせていこうとした。しかし、身体の移動が許可されリハビリが始まる前の、病室だけが生活空間であった時期の石田さんは、限られた生活の中での不自由さや窮屈さを訴え、病院から「脱出する」ことばかりを口にしていた。そしてリハビリが始まって2日目に、まだほとんど歩けない状態で実際に「脱出」を試みるが、失敗する。

ところで石田さんは、看護師がしばしば自分に向ける、ある独特な語り口をひどく嫌っていた。それは上り調子で語尾が伸び気味の、石田さんが言うには「まるで幼子を相手にするときのような」語り口である。娘にとってもそれは、くすぐったくて照れくさくなるような感じがするものの、しかし可愛らしくも映る。だから笑ってやりすごせばいいのではないかとも思う。ところがこのときの石田さんには、それができなかった。その「声」の持ち主が部屋から立ち去ると、「情けないなあ」と、ぼそっともらすのだった。

そしてその語り口は、この病棟の看護師の大部分を占める、20歳前後の若手の看護師に不思議にも共通した語り口だった。石田さん入院時の看護師は全部で20名。その内訳は、五十代の病棟師長、四十代後半の主任、三十代前半と二十代後半の看護師がそれぞれ一人ずつ、それ以外の16名（看護学生を一人含む）は、十代後半から二十代前半の看護師だった。大半を占める16名の若い看護師たちはみな、まだどこかあどけなさの残る可愛らしい女性たちだった。しかしこの若手の看護師のほとんどが、石田さんの嫌う語り口の持ち主だった。

「石田さーん。お熱と血圧計りますよー。」と、見事に判子を押したような同じ言い回し、同じイントネーションを持つその「声」が病室に入ってくると、石田さんは黙ってその「声」の持ち主の顔を見ないように背を向ける。その後、背を向けたままの状態ではあるが、たとえば血圧を測ってもらうときには、パジャマの片袖をまくり上げて腕を差し出す。聞かれたことに対しては顔を見ないが、うなずくか首を振って答える。石田さんは若手の看護師の独特な語り口を嫌っていたけれども、そのように「患者」としての最低限の役割は果たしていたので、表面的には「医療文化」の実践を滞らせることはなかった（一時は、栄養摂取のための鼻から挿入した管を、自分で抜き取ってしまうこともあったが）。

先述の看護記録からも、看護師にとって石田さんはきわめて扱いにくい患者だったことがわかる。それ以降の日付の看護記録にも、「不機嫌」「怒っている」「興奮気味」、あるいは石田さんの機嫌をうかがうような記述が、連日のように続いている。そしてそれは、入院して3週間経つ頃まで続いている。たとえば次のような記述である。

9月9日　N_1：活気なし。無口。
9月10日　N_1：機嫌わるい。
9月11日　N_1：「昨日は機嫌が悪かったね。」と問うと、「自分は機嫌も悪くないし、誰にも怒っていない。」と怒っている。
　　　　N_3：機嫌悪い様子。「家へ帰る。」と興奮みられるも説得にて一応ベッドに横になる。
9月13日　N_1：「これをはずして」とベッド柵を指す。朝食をすすめると「ちょっとまって！」と、やや興奮気味。
9月15日　N_1：「何かあったらすぐに呼んでくださいね。」と言うと「看護婦さんには迷惑はかけん。」と患者。野球番組を見ていて機嫌良い。

特に石田さんの興奮状態の激しかった頃、若手看護師たちは恐る恐る石田さんの病室に入ってきて、そして用事を済ませると足早に去っていった。しかしこのことは、即興的にすぐさまことばが出てこない石田さんとの関係を、ますます事務的なものにしていた。

また石田さんは、ほとんどの看護師の名前を知らなかった。この病院の場合、看護師の名前は制服の胸ポケットに、地の水色より濃い青字で刺繍されている。しかしその文字は、他者から見て認識しやすいとは言いがたく（それは字体か大きさか、それとも両方か）、また胸ポケットには数本のペンがさっている場合が多いため、ますます見えにくくなっている。また石田さんの病棟では看護師が担当制でないということもあってか、自分から名前を名乗った看護師は一人（主任の木村さん（仮名））しかいなかった。一般的に言っても、患者が担当医の名前は覚えていても、看護師の名前を覚えていないことはよくあるようである。

しかし石田さんはある特定の看護師に対しては、自分から名前を聞き、そして忘れると何度も聞き直していた。石田さんにとって胸ポケットに刺繍された名前は、よほど近づいて注意して見ないと認識できないが、実際にも石田さんが名前を知っている相手は、石田さんから積極的に働きかけ名前を聞いた人である。石田さんが名前を知っていたのは、担当医師の3人のほかに、主任と三十代前半の看護師（篠田さん、仮名）だけであった。石田さんはその人たちにだけまともに顔を見て返答し、しかも質問された体調以外のことも自分から話題にした。

「価値基準の侵害」

アメリカの人類学者で徐々に四肢麻痺になっていく病いを持つロバート・マーフィーは、自らの闘病の記録を本にあらわしている。その中でマーフィーは、次第に麻痺が進行していく自分が経験している深い喪失感からくる憂鬱と比べて、突然病気と障害に見舞われる脳卒中患者の経験する憂鬱のほうが、ときには死に至るまで深く長期間続く場合があると述べている。

石田さんも自分の病いや障害からくる不安や憂鬱な気持ちなどを、言語訓練の課題の作文の中でたびたび表現している。以下は、作文の課題が始まった頃の、発病から九ヵ月後の石田さんの作文からの抜粋である（ただし石田さんが書く文には、後遺症の影響から誤字、脱字、脱文、不明瞭な表現などがときおり見られる。しかし基本的にそれを原文のまま掲載し、理解しにくいであろうと筆者が判断した場合には、石田さんに内容を確認して［ ］の中に訂正や補足、説明を加えている。以下本書の中で石田さんの文章を引用したときには、これに準ずる）。

「生死に病気で入院して生きようと努力しているが人間として立派なものだろうか。」
「人間のくずになり、夢を失いつつある。私はろくにしゃべれない。歩けない。字は自由に書けない。何にもひがんでいうのではない。心の考えが不安定だから、人間の世界にいや気が出てくる。」
「この間死ということをいいましたが、自分しかわからない。人に迷惑をかけたくない。同情によって連られる［釣られる］。馬鹿じゃないか。まるでセンチの劇みたい［な］もので最低と思う。」

マーフィーが指摘し、石田さんが実際経験しているところの脳卒中患者の深い喪失感とは、言うまでもなく生物学的機能の喪失に対するものだけではない。成人になってから四肢麻痺になった永井昌夫が『障害と受容とリハビリテーション』と題する講演において「障害とは価値基準の侵害である」と述べた中に的確に込められているように、生物学的機能の喪失は、同時に、社会の中で、人々のあいだで、社会的関係性の中で喪失するものがある。永井はそれに続けて「受容とは現実に直面する方途であり、リハビリテーションとは再び生きることというより新しく生きることである」と述べているが、そのように中途で障害をおった場合は特に、さまざまな側面において病前に自分が持っていた意味や価値が侵害される経験をするのだろう。

石田さんも自分が病者になり障害を負ったことを知ったのは、意識回復後の日常生活のさまざまな場面で、以前とは異なる自分を経験することによってであった。つまり、新しい経験として感じられることによってそこではじめて、それ以前に自分が持っていた意味や価値に気づかされたのである。しかも皮肉なことに、それらに気づいたときには、すでにそのいくつかが、現在の自分にとっては無効なものとなっているのである。

石田さんの「価値基準の侵害」は、さまざまな場面で経験されていた。たとえば、先述のように、石田さんのリハビリが始まる前までの家族は、石田さんの発言やふるまいを一方的に「医療文化の声」から判断する傾向にあった。あるいは、石田さんが発する調子の外れた声は、見知らぬ人から振りかえられ不思議そうにじろじろと見られたりすることがよくある。また自分が話しかけた相手は、自分ではなく付き添いの者に答えを返す。石田さんはそのように、自分がぞんざいに扱われたと感じられるやりとりに落胆し、その相手から顔を背けた。

しかし逆に、自分が非常に親切にされることにもしかめっ面をした。たとえば、石田さんが「情けないなあ」と娘にもらす若手看護師たちの語り口もそうであった。その語り口は、石田さんにとって幼子のように扱われるとして感じられ、それに対する嫌悪の気持ちをあらわにした。

これらのことは、石田さん自身の「納得」という観点から考えれば、「価値基準の侵害」であろう。けれども、若手看護師たちの判で押したように均質な語り口は、彼女たち自身の側から見れば、たとえばエレベーターガールの独特な語り口のごとく、本人の個性を抑えた職業人としての役割の「声」として、本人たち自身には受け止められているのかもしれない。もしそうであるならば、彼女たちにとってその「声」は職業人として獲得すべきものであり、つまりその語り口を身につけることが看護師らしさにつながるのである。またそのことと関連して、その「声」を用いることが同じグループの仲間であるという意識、つまりグループの成員性とも関係しているだろう。なぜなら、どんな「声」を用いるかは、私が何者であるかという自己の定義と同時に、同じ仲間であるという連帯意識とも関わってくるからである。

石田さんが入院していた当時の看護主任の木村さんに、五年後に修士論文として入院記録をまとめるにあたってインタビューをお願いしたとき、その均質な語り口について質問したところ、次のように話してくださった（そのときは他病棟の師長になっておられた）。

「そういうことが確かにあるかもしれませんね。おそらくそれは、自信を持って、言ってもいいことと、言わなければならないことなどを決断できる材料を持っていないからだと思います。看護経験の差もあります。ですけれども、最近は看護に対するひらめきのなさを若い人に感じます。看護歴以前の社会生活、日常生活の乏しさからくるのではないでしょうか。」

木村さんが言われるように、若手看護師たちの均質な語り口は、実際はエレベーターガールとは異なり、看護経験が長い人ほどそのような語り口をしていない。そして若手看護師たちの均質な語り口は、グループの仲間以外のものに差し出されたとき、その相手からは、少なくとも石田さんからは、受け入れられない「声」として受け止められた。

先述のように、「声」には評価的態度が含まれている。そして「声」は常に誰かに向けられているのであり、ある「声」は何らかの「声」に対する「応答」であった。言い換えれば、「声」はある「声」に対して、何らかの意味や価値の体系から評価を下す営みという能動的な「応答」の産物であり、かつその営みそのものなのである。それゆえにこそ、「声」が向けられた相手からも、何らかの「応答」があることをそれとなく予期している。実際に若手看護師の均質な語り口が、若手看護師以外の仲間から承認を得ていたかどうかはわからないが、患者の一人である石田さんからは拒否という評価が下されたことは確かである。

ところで私たちは誰しも、自分になじみのない「声」が「特権化」される場に関わるとき、多少なりとも違和感を覚えることがあると思う。たとえば、新しい学校に入学したとき、新しいクラスに変わったとき、違う分野の学問に触れたとき、転勤したとき、違う街に引っ越したとき、結婚したときなど、それまで慣れ親しんだ環境から新しい環境に移ったときに、それを強く感じることがあるだろう。そしてその中にははっきりと「価値基準の侵害」として経験される場合もあるだろう。「侵害」という表現は少し強すぎるかもしれないが、「相違」「ズレ」と言い換えると、より多くのことが頭に浮かぶかもしれない。

石田さんが若手看護師たちを遠ざける決定的要因になったのは、幼子を扱うような彼女たちの語り口のほかにも、「価値基準の侵害」を感じさせたことがあったのである。それはしもの世話をしてもらったり、入浴させてもらったりするときのやりとりだったようだ。私は実際にその場に立ち会ったことはないが、石田さんはそれについて、「ことばではうまく言えないけれども、自分が非常に情けないと感じさせられるのだ」と説明した。そのように石田さんは看護師に入浴させてもらうことを嫌がったために、次第にたいていは娘が、仕事が休みの日は妻が行なうことになった。

また当時25歳の娘の側にも、たとえ看護師であっても家族以外の人が父親を入浴させることにはどこか抵抗があり、家族（娘か妻）が石田さんを入浴させることになった過程には、娘もそうすることに積極的だったという背景もある。とは言え、石田さんにとっても娘にとっても、娘による入浴介助もなかなかなじめない感じであった。

ところが入浴介助に関わった看護師の中に、例外的に一人だけ、入浴させてもらったことがかえって親しみを覚える関係に発展していった人がいた。その人は先述した、石田さんが自分から名前を聞いた看護師の一人、三十代前半の看護師の篠田さん（仮名）である。退院後も通院時にときどき顔を合わせる篠田さんは、「私たち一緒にお風呂に入った仲よね」と、さっぱりと明るくユーモアを持って石田さんに声をかけてくる。他の看護師とのあいだには顔を背けるような関係になった入浴が、その人とのあいだではむしろ、楽しく積極的に話す話題に発展していった。

しかしたいていの看護師に対して、石田さんは不機嫌でときどき怒りを向けたが、そのような時期の看護師や家族との関係は、先述のように医師との関係とは対照的であった。石田さんは3人の主治医に対して、かなり早い時期から信頼と親しみを覚えていたが、特に最も若い医師がやってくるときと、週に一度の教授回診でたくさんの医師が来室するときは、自らはりきって応対した。石田さんは教授回診に対して、はじめはただ「偉い先生が自分の診察をしてくれる」ということが嬉しかったようである。しかし回を重ねるごとに、娘は石田さんが医師に対してそれ以外のことを期待しているように思えてきた。

教授回診が始まるという連絡が放送で流れると、石田さんは愛用のオーデコロンをつけ、ヘアートニックで髪を整えて待った。教授を先頭に、病室（個室）に入りきらないくらいの医師たちがやってくると、姿勢を正して、わずかに緊張した面もちながらも、紳士らしく丁寧に、そして非常にはりきって応対した。たとえば、「手を握ってみてください。」と教授が手を差し出すと、「痛い、痛い。わかった、わかった。これだけ強ければ大丈夫だ。」と言われるまで教授の手を握った。またとりわけ、医師たちのあいだから笑いを引き出せたときの石田さんの表情は、とても得意げであった。

娘はそのような石田さんの姿をはじめて見たとき、普段不機嫌な石田さんとの違いに非常に驚き、それを他の家族にも伝えた。しばらく後、家族の石田さんの怒りに対する意味づけが変わっていったが、この教授回診のときの様子もそのきっかけとなった。

教授回診のとき、石田さんの家族は病室の外に出ているようにと医療者たちから指示される。ことばが不自由になった石田さんは、家族の通訳を介して他者とコミュニケーションすることがほとんどであったため、教授回診の時間は、家族の手を借りずに自力でコミュニケーションする数少ない機会でもあった。家族がドア越しに覗き見る石田さんは、医師たちに対して身振り手振りで一生懸命自分のことを伝えようとしていた。しかも、伝えようとしていることは、医師たちが知りたい身体の調子だけではない。腕の力こぶを作って見せたり、固く握りしめた拳を厚い胸板に何度かぶつけるしぐさをしたりした。そのような姿を見て次第に娘は、石田さんが自分はどれだけ頑張っているのか、あるいは自分はどんな男なのか、自分はまだまだ一人前の男なんだというようなことを、ほんの短い時間のうちに医師たちに伝えているように見えてきた。

患者のベッドサイドで看護について見つめてきたジャーナリストの増田れい子は、「患者は自分がどういう経歴、気質、生き方をしてきたか、しようとしているか、という人間の側面を、病院、そしてとりわけ看護するサポーターにはまっすぐに受け入れて欲しいと願っているものだ」と書いている。私はこの記述を目にしたとき、真っ先に教授回診のときの石田さんの姿を思い出した。石田さんは教授回診にやってくる医師たちに、他の人々とはなかなか共有できなかった、病気以前と変わらぬ自分らしさを見せて認めてもらいたかったのではないかと思いはじめたのである。

また石田さんは回診中、教授と一緒にやってくる若い医師たちに向かって「ぴゃあぴゃあこだなあ

（まだ未熟な若僧という意味）」としばしばからかうようなことばをかけた。しかしその言い回しには、からかいだけでなく、病人である自分がぴゃあぴゃあこである医師たちの勉強に役立っていることを願っているような含みを感じさせた。娘から見れば、回診は半ば事務的なものに見えることもあったが、石田さんにとってはそうではなかったようだ。そして回診後には必ず、「難しい病気だそうだ」と石田さんは言った。しかし、状態がほぼ安定した頃のその表現には、重い病気をかかえる患者の悲観的な含みはあまり感じられず、むしろ大変な状態を脱して回復に向かっている「患者」としての自信さえ感じられた。

教授回診で自分の回復状況について感心されることがたびたびあったが、それは「医療文化の声」によって高く評価されることと言い換えられるだろう。医師たちのまさに「医療文化の声」の「専門家」による〝お褒めのことば〟は、実際にも石田さんに回復に向かっている「患者」としての自信を与えていた。ただし、医師と石田さんとの対話は、「医療文化の声」での対話だけではなかったことは、これまで見てきたとおりである。

確かに、石田さんにとって医師の応対は、家族や看護師の応対よりも望むものだったのかもしれないが、医師と看護師と家族はそれぞれに、石田さんと共有する営みが異なり、つまり異なる形で石田さんを支援していることに注意を払わなければならないだろう。たとえば、着替えやタオルでの体拭き、しもの世話、入浴の介助など、看護師と家族は患者の日常生活に関わる営みを支援する。一方の医師は、そのようなことに日常的に関わることはない。そして家族は治療的行為に関わることはないが、治療的行為に関わる医師と看護師も、それぞれに異なる専門性がある。しかし石田さんが入院中最も嫌がっていたことは、しもの世話やお風呂の介助を受けることだった。看護師が患者と共有する実践の、医師とは異なる独自さと難しさを思う。

「特権化」された「声」との出会い

入院初期、リハビリが始まる前の、病室だけが生活空間であった時期の石田さんの特徴は、これまで見てきたように、何と言っても頻繁に「怒り」をあらわすことだった。患者が突然襲った病気に対して、強い否定の感情を抱くことはよく知られている。またそれを、より弱者に対して向けることが多いとも言われる。あるいは脳の血管障害の起こった部位によって、確かに性格が変容する場合もあるらしい。しかし石田さんの怒りは、それ以外の理由もあったことについて見てきた。

先の議論に進む前に、これまでのことについて簡単に振り返っておきたい。

特にこの時期の石田さんは、自分を取り巻く人々が自分の発言やふるまいに敏感に反応し、それを自分の納得を尋ねられることなく一方的に生物学的医学の文脈（すなわち「医療文化の声」）の中で解釈されていく、と感じていたようである。そしてそのような他者からの「応答」（評価を下す営みとしての能動的な応答）に対して、石田さんは怒りを向けた。医療技術の進歩の著しい現代は、ますます「専門家」による閉じた世界を作り出している。しかし、石田さんを取り囲む人々の中で、「医療文化の声」の「特権化」に最も貢献していたのは、その世界の「素人」である石田さんの家族であった。

このときの石田さんの家族について言えば、家族のメンバーが突然病気になり障害を負ったことに衝撃を受け、さらに石田さんをどう扱って良いかわからず、途方にくれていた。おそらくそれまで石田さんとのあいだで意識せず共有されてきたさまざまなことが、次々と無効となって立ち現れてきたのである。石田さんの発言やふるまいをどう解釈したらよいのか、その「判断の文脈を喪失」していた。そしてその喪失からくる不安は、ますます明確な解釈を求めることへと石田さんの家族を駆り立て、その結果、家族は「医療文化の声」に強く依存した。

しかしまた家族は、石田さんを「患者」と見なさざるを得ないような実践に取り囲まれていた。たとえば、家族が石田さんを見守る病室が突如治療室に変わるとき、そこには石田さんの恥ずかしさを保護するものがほとんどなかった。家族は自分たちが感じる恥ずかしさ以上に、治療を受ける石田さんの思いを察すると、石田さんを家族と見ることが辛くなり、石田さんを「患者」と見なすことによってその場を切り抜けようとした。

一方の石田さんは、家族のようにはすんなりと「医療文化の声」を「特権化」することはできなかった。さまざまなところで以前とは違う自分を経験した。それは身体的な機能の喪失からくる経験ばかりではない。相手からの「応答」によって自分が変わってしまったことに気づかされた。なかでも若手看護師たちの語り口は、石田さんにとって幼子を扱うように聞こえた。以前はできたことが、できなくなったことを発見することの続く日々の中で、その語り口を笑ってやりすごすことはできなかった。

障害は身体的な機能の低下とともに「価値基準の侵害」としても経験された。家族の圧倒的な「医療文化の声」による「応答」も、また看護師の幼子に話しかけるような「応答」も、それに該当するであろう。石田さんの「怒り」は確かに、家族と若手看護師たちという、ある特定の人々に対して向けられていた。しかしこの時期の石田さんの「怒り」は、周囲の者から「脳の損傷部位による性格の変容の可能性」として受け止められており、あるいはそうでなくとも、早く石田さんに止めてもらいたい行為として受け止められていた。いずれにせよ、石田さんの側に問題があると思われていたのである。

しかし病院生活や石田さんが病者であることに慣れてきた家族は、石田さんが医師や特定の看護師や見舞い客とのやりとりの中で、家族や若手看護師たちには見せない姿があることに少しずつ気づいていった。そのように石田さんが怒りを向けない人々とのやりとりも、石田さんの「怒り」の異なる意味に気づくきっかけとなったが、最も大きなきっかけをつくったのは、次章で取り上げるリハビリを機会に始まった、病院内の「散歩」である。しかしそれまで石田さんの怒りは、「脳の損傷部位による性格の変容の可能性」という意味に落ち着き、別の意味の可能性に対してはほとんど「応答」されないままであった。ただし筆者は石田さんの怒りが「脳の損傷部位による性格の変容の可能性」であることをまったく否定しているわけではない。それ以前にそれを判断できる立場にはない。ただ、それだけではないと思われる事実があったということを述べておきたいのである。

入院後二週間を過ぎたあたりから、石田さんは病室を出て車椅子で病棟のトイレや洗面所へ行くことが許可された。そしてこの頃から石田さんも家族も、医師や看護師の返答に対して物足りなさを感じてきた。たとえばトイレや洗面所に行くことによって、もはや〈生物学的医学〉の知識には頼れないさまざまな困難に直面したからである。ベッドから車椅子に移ること、車椅子を操作すること、ドアの開閉、トイレの入り口の数ミリの段差を越えること、蛇口をひねることなど、病室からトイレに行くだけでも、数多くの困難を発見する連続であった。そしてそれを石田さんも家族も、退院してから直面するであろう困難と重ね合わせるようになり、体調が安定してきたと安心する矢先から、すでに新しい不安が生まれていたのである。障害を負った状態で、これから具体的にどのように生活していくのか。そんな不安を抱きはじめた頃に、歩行と、そして少し遅れて言語の訓練が始まった。

確かに病院は、医療技術や病院というシステムに関わる専門性によって成り立っており、他の社会的実践とは異なった「声」が「特権化」される場であると、単純に言い切ってしまうこともできるだろう。しかし現実に石田さんにとって「医療文化の声」の「特権化」は、入院を機会にさまざまな「違和感」を呼び起こす出来事を通じて経験された。しかもそれは「医療文化の声」の「専門家」だけでなく、その「素人」である家族も含めた周囲の人々からの応対によって経験されている。言い換えれば、周囲の「応答」によって、「医療文化の声」の中で意味づけられなければならない自分を知らされたのである。

したがって、これまで「医療文化の声」の「特権化」という表現を用いてきたが、それはそのような「声」が主体の外側に、主体とは関係なくすでに存在しているということを意味していない。そうではなく、主体によってそれが具体的にどのように経験されているのか、主体とその「声」との固有な関係において、主体の内側からどのように経験されるのか、という視点から考えることが重要であると筆者は考える。この点が、ある特定の（特殊な）実践が行なわれているところでは特権化された声があるのだとする言語の類型論的、社会言語学的視点から捉えたワーチの「特権化」との違いである。よって、主体とその「社会的言語」（「声」）との関係によって、石田さんのように激しい怒りをあらわすほどの「違和感」として経験されることも、またそれとは異なる「違和感」として経験されることも、あるいはほとんど意識されないこともある、と考えるのが本書の「特権化」の捉え方である。

石田さんの突然の病いと障害、それに伴う「医療文化の声」との出会いは、石田さんだけでなく、家族にとっても少なからぬ混乱を経験させた。特にその世界に不案内な者にとっては、「医療文化の声」という言説空間は、それだけ異質なものとして感じられることがあるのである。すなわち、石田さんにとっての入院は、医療技術の知識体系と、さらにはそれをシステムとして支える病院の運営システムを背景に持つ、ある特殊な「社会的言語」あるいは「声」との出会いであった。そして入院生活とその後の長期通院は、その「声」が「特権化」された中での生活であり、またその「声」との関係づくりのプロセスでもあった。そしてそのことは、介護者として石田さんに付き添う家族にとっても同様である。

次章に進む前に、これまでの議論について確認しておきたい。本書では「応答」という表現を、発話に限らず身体的ふるまいに対しても、ことばによって何らかの意味づけ・価値づけをする行為として扱ってきた。そして石田さんの事例を通して、その意味づけ・価値づけの行為が、その場で「特権化」されている「声」にもとづいてなされる傾向のあることを見てきた。

また筆者はワーチの「特権化」という用語を、ある「声」が「特権化」される背後に、「応答」されにくい「声」があることを示唆する上でも有用な表現であると捉えている。リハビリが始まる前までの時期、石田さんがある特定の人々に対して「怒り」を向けていた理由、つまり石田さんの納得できる文脈は、周囲からは「特権化」された「声」の背後に隠れて「応答」されないままだった。

　そしてある「声」の「特権化」は、それが明示的に宣言されなくても、たとえば病院の診察場面のように、人々がどのような実践を行なっているのか、あるいはどのような道具が使われているのかなどからわかることもあるだろう。しかしこれまで本書で見てきたように、ある「声」の「特権化」は、そこでどのようなことが重要なこととして評価される傾向にあるかによっても明らかになる。たとえば、どのような「声」で相手から「応答」されやすいのか、あるいはこちらの発した「声」のどれが最も相手から「応答」されやすいのかなど、ことばによる意味づけ・価値づけの具体的な相互的やりとりの中でも明らかになる。

第2章　リハビリが始まってからの生活

入院してから二週間後、石田さんの病状はほぼ安定し、車椅子で病棟のトイレに行くことが許可された。ちょうどその頃から歩行のリハビリが始まった。そしてリハビリを機に病棟から離れる時間ができたことをきっかけに、石田さんの「散歩」が始まった。リハビリは土日や大きな検査がある日を除き毎日午後の時間帯に行なわれたが、「散歩」はその後になされることが多かった。

「散歩」の元来の動機は、病室に戻りたくないということだった。しかし次第にその「散歩」を通して見つけた病院内のいくつかの場所が、石田さんにとってそれぞれに大切な空間となっていった。そしてはじめは乗り気ではなかったリハビリにも、その後で「散歩」ができるという理由から、はりきって出向くようになった。そしていつのまにか「散歩」は、石田さんの病院生活の中心になっており、さまざまな場所が石田さんの生活にそれぞれの色を添えていた。

この章では、病院内の「散歩」が日課になった頃の石田さんの典型的な一日を、筆者が石田さんと共に移動する時間の中で感じ取ったことを含めて紹介する。そして病院の中で出会ったさまざまな

「声」から、対話の「質的」な違いについて考えたい。

なお、この時期から言語聴覚士によることばのリハビリも始まったが、それについては次の第3章で取り上げることにする。

「散歩」

「いろんな人がいるなあ」

歩行のリハビリが始まったことで、石田さんにとっては検査を除いてはじめて病棟の外に出る経験となった。石田さんの病室から歩行訓練を受ける理学療法室までの道のりは長い（病院の大まかな見取り図を図1に示す）。

まず石田さんの入院するC病棟六階のエレベーターで三階まで降りる。そして隣のB棟に向かい、両側に事務室などのある長い廊下を横切り、その先に診療科や会計、薬剤部、喫茶店、書店、花屋、簡易郵便局などのあるA棟があり、B棟との境い目にあるエレベーターに乗って一階まで降りる。エレベーターを降りるとまず売店が目に入る。そして売店の左脇には「言語療法室」と書かれた小さな札の下がったドアが見える。そこを左に曲がりさらに進んでいくと、リハビリの総合受付がある。その受付に診察券を出し、その斜めうしろにある理学療法室の広い入り口から中へ入っていく。

車椅子に乗せられた石田さんは「わけがわからない。遠いな。」などとつぶやきながら、病院の広さやさまざまな施設、すれ違うたくさんの人々といった、病棟では経験しない光景に、いつもキョロキョロしていた。

「いろんな人がいるなあ。」これはリハビリ初日、訓練が終わったという知らせを受けて病室から迎えにきた娘への第一声である。そのときの石田さんの目は、久しぶりに輝いて見えた。確かに石田さんのそれまでの二週間は、限られた空間と限られた人々に囲まれた生活であった。リハビリが始まってからは、「いろんな人がいるなあ」というのが石田さんの口癖になった。それは訓練室から出てきたときだけでなく、散歩の途中や、病室に戻ってきて何か思い出したかのように、また通院時の待合室などでしばしば石田さんの口からつぶやかれた。

歩行のリハビリから遅れること一週間、言語のリハビリも始まった。歩行と言語のリハビリは続きの時間で行なわれた。そしてそれら二つの訓練が終わると、石田さんは迎えに来た娘に右手を使って進むべき方向を指し示し、車椅子を押してもらいながら病院内をゆっくりと回る。

はじめは何日かかけて広い病院の中を探索した。次第に行きたい場所と行きたくない場所が決まっていき、そのように病院という一つの建物の中に、石田さん独自の境界が作られていった。そしてリハビリのない日にも「散歩」は実行され、日課として定着した頃には、「散歩」はほぼ次のような順序で構成されていた。

（理学療法室、言語療法室）→売店→「芝生の広場」→自販機コーナー→「秘密の特訓場」→

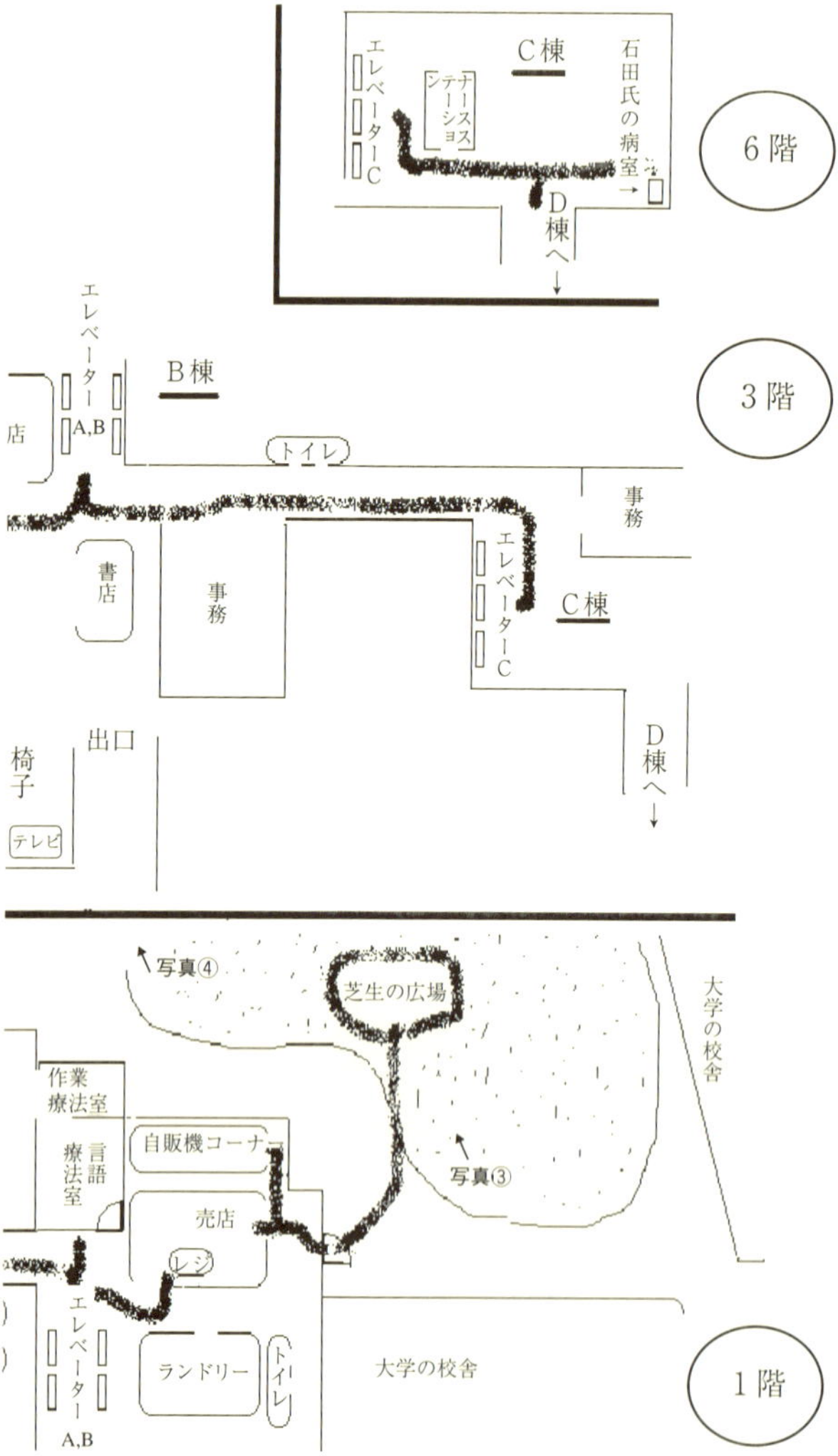

図1　理学療法室と言語療法室までの道のりと、「散歩」で通る廊下を中心にして描いた病院内の見取り図

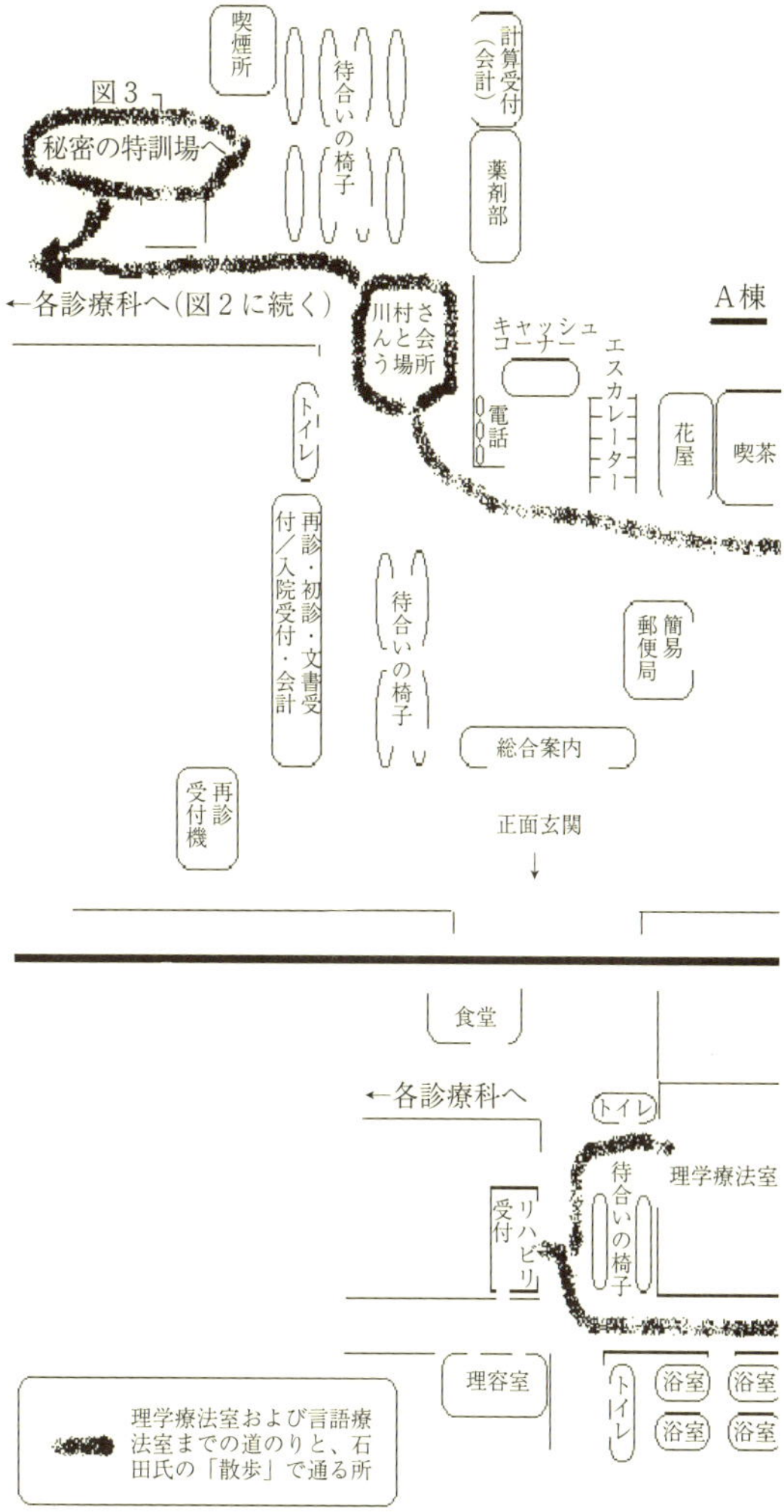
喫煙所
待合いの椅子
計算受付（会計）
図3
秘密の特訓場へ
薬剤部
←各診療科へ（図2に続く）
川村さんと会う場所
A棟
キャッシュコーナー
エスカレーター
電話
トイレ
花屋
喫茶
再診・初診・文書受付／入院受付・会計
待合いの椅子
簡易郵便局
総合案内
再診受付機
正面玄関
食堂
←各診療科へ
トイレ
待合いの椅子
理学療法室
リハビリ受付
理容室
トイレ
浴室
浴室
浴室
浴室
理学療法室および言語療法室までの道のりと、石田氏の「散歩」で通る所

「川村さんと会う場所」→(病室)

(「」で囲んだ場所は、病院で一般的に呼ばれている名前ではなく、石田さんと娘がそう名づけた場所である。)

それでは、訓練が終わった石田さんと一緒に、私たちも散歩に出かけてみることにしよう。

売店

石田さんはリハビリが終わると、迎えにきた娘に、まず言語療法室の隣にある売店に行くよう右手を使って合図する。二つある売店の入り口の、言語療法室に近いほうから中に入ると、すぐ右側にレジがある。

特に客が多い昼時には、そのレジに並ぶ人々の列からさまざまな声が聞こえてくる。「甘い物」に関する声を集めてみた。「私、糖尿病だからね。本当はだめなのよ。」と肩をすくめながら店員に甘いお菓子を差し出すパジャマ姿の患者。「ダイエット、今日は止めた。」そう友達に宣言し、お菓子を教科書の上にのせて列に並ぶジーンズ姿の女子学生。「疲れたときにはね。」とその声は、額にうっすらと汗を光らせたベージュの制服姿の中年の清掃係。「加藤先生また甘い物ばかりですね。」と、同僚をたしなめる白衣の医師。

各人にとっての「甘い物」は、話相手と共有している文脈の中でそれぞれに固有な意味を獲得している。石田さんは甘い菓子パンをよく買った。石田さんにとっての「甘い物」は、自分のおやつのほか、付き添いの娘のおやつと、また勤め先から毎日病院に立ち寄る妻の労をねぎらうためのものであった。石田さんは娘には好きなパンを選ばせ、妻の分は自分が時間をかけて選んだ。

売店には患者や家族あるいは見舞い客だけでなく、医師、看護師をはじめとする病院職員、病院に出入りする業者、さらには隣接する建物から医学生や看護学生もやってくるなど、さまざまな社会文化的背景を背負った人々がやってくる。そのような売店には、実にさまざまな「社会的言語」が飛び交っている。そしてさまざまなその「声」の持ち主たちは、互いにほとんど無関心であるかのように見えるが、それでもときおり直接的な接触が生まれることがある。

あるとき、車椅子の運転にまだ慣れない様子の中年の男性患者が、混雑したレジで方向転換に苦労していた。「押しましょうか。」と、教科書で膨らんだかばんを抱えた女子学生が元気に声をかけ、患者の車椅子を押して売店の外まで連れて行った。そしてそのそばには、立ち止まって車椅子を好奇のまなざしで見つめる小さな子どもが、自分の目の高さを通り過ぎる二人を売店の外に出るまでじーっと目で追いかけていた。

さて、売店の中を歩いてみよう。レジの近くにはパンやお菓子が並んでいるが、さらに店の奥に入って行くといろいろな品物が置いてあることに気づく。店の壁の四面を埋め尽くすほか、真ん中にも三列くらいの商品棚が並び、そのあいだも車椅子がゆったりと通ることができる。「はあー。もっとゆっくり。」と石田さんはそう言って感心しながら、楽しそうに品物から品物へと目を走らせる。病院の売店はたいてい、入院時に必要な雑貨類（洗面用具、やかん、食器類、シャンプー、せっけん、文房具類など）や、パジャマやタオル、ジュース、スナック類などが揃っている。さらには、介護用品、衛生用品を置いているところもある。しかしこの病院の売店は、百貨店と提携しているからであろう、口紅やアイシャドウをはじめとする化粧品類や、ブランドのスカーフや女性の衣類など、入院生活には一見関係ないように思われる品物も置かれている。

石田さんの入院中、娘はそこで新色のアイシャドウを買い、妻は流行の柄のブラウスを買った。そして石田さんも、普段お世話になっている遠方の友人を思い出し、彼女への贈り物としてブランドのスカーフを買い配送してもらった。売店で買った品物のいくつかは退院後の生活の中でも使用されたが、それは石田さんの家族のあいだで病院の「楽しい」思い出の品となった。

さらに売店脇の通路では、ときおりワゴンセールが行われる。パジャマやエプロンといった衣料品や鍋やフライパンといった台所用品のほか、ぬいぐるみ、健康食品、アクセサリー、バスタオルなど、さまざまな品物が並ぶ。その通路は、エレベーターホールのすぐ横でもともと人通りが多い場所であるが、ワゴンセールのときはさらに賑やかになる。入院生活者やその家族の中には、このセールを楽しみにしている人もいる。石田さんと家族もそうであった。それは単調で退屈な入院生活に楽しみを与えてくれるだけでなく、暖かそうな上着、涼しそうなワンピースなど、それらは窓から望む景色と同様に、白いコンクリートの中の生活者に季節を感じさせてくれた。

このワゴンセールに集まる人々の声に耳を傾けてみよう。「何か買ってやろうか。」と付き添いの妻の労をねぎらう夫。「お母さん、これ似合うんじゃない?」とワゴンから選び出したセーターを、車椅子の背にぐったりともたれかかりほとんど反応のない母の胸に当てている娘。「この鍋いいわね。

家の鍋、もう使えないのあったじゃない。」と、点滴をぶら下げたパジャマ姿の老婦人が、自分の家の台所を思い出し、娘か嫁らしき人と鍋を買う相談をしている。品物を手にした患者に、「また会いましたね。いいの買ったね。」と声をかける看護師。たびたびワゴンセールで顔を合わせることで知り合いになっている人もいるようだ。石田さんもそこでパジャマを買ったことがある。娘がワゴンから取り出して見せるいくつかのパジャマから、念入りにその一つを選んだ。「お似合いですよ。」とお世辞を言う店員に、石田さんは「そうか。」と嬉しそうに答えた。

売店のレジ係はパートの中年女性で、いつも三、四人ぐらいいた。彼女たちは客の顔をよく覚えており、しばしば声をかける。彼女たちの客への語りかけのことばから、彼女たちが病院内のほかの職員とは異なるふうに（客である）患者を記憶していることがわかる。「今日はアレないよ。」その客がいつも新聞を買う人、煙草を買う人、お菓子を買う人など、常連客の買う品物を覚えている。「あれっ、今日は一人だね。」その客がいつも看護師に付き添われてくる人、孫が見舞いに来たときに孫と一緒に来る人、仲良しになった患者同士で来る人など、誰と一緒に来るかを覚えている。「車椅子じゃなくなったんだね。」松葉杖を脇に挟んでお金を払う人、手が不自由でお財布からお金を出すのに時間がかかる人、付き添いの人がお金を払う人といったように、レジでその客がどのようにお金を払うのかを覚えている。売店の店員に声をかけられた患者は、それに対して自分たちのできる方法を用いて答える。あるものはことばで、あるものは表情だけで、あるものは手振りだけで。店員にとって、患者の病気に関わる情報は、患者やあるいは家族がそれを話さない限り推測の域を出ない。しかし彼女たちにとっては、店に来る人はどの人も「お客さん」で十分なのであろう。

売店は石田さんが楽しいときを過ごせる場所の一つであった。ところが一方で、売店は石田さんが「障害者」となった自分を社会的に、そして具体的に経験する場ともなった。たとえば、石田さんはレジの支払いに時間がかかった。病気の後遺症によって、迅速に細かな計算をしたり、お財布から器用に小銭を取り出したりすることが困難になったからだ。石田さんが売店に来るようになってからはじめの数回は、自分がレジの列に並ぶことをためらい、娘にお財布を渡して支払いを任せ、離れたところでやりとりを見ながら終わるを待っていた。

しかしあるとき突然、自ら進んでレジに並んだ。石田さんの番がやってきた。パジャマの胸ポケットに入れてきた財布を取り出す、財布のチャックを開ける、お金を取り出す、すべてにおいて動きがぎこちなかった。娘は父親のそのスローモーションのような動きと緊張した様子を見ながらはらはらし、自分が代わりにやってあげたい衝動に駆られたが、じっとこらえて見ていた。ところが、売店の店員は一向に石田さんを焦らせる気配もなく、むしろ冗談を言ってその待っている時間を楽しんでいるようにさえ見えた。石田さんはその後も、自らすすんでレジの列に並ぶようになった。

また石田さんは買い物の回数を重ねる中で、自分なりの工夫をしていった。小銭ではなくお札で支払うようにした。細かな計算をしなくてもよい。不器用になった手で小銭を苦労して探し出す必要もない。しかし次第に小銭が貯まってきた。すると石田さんは家族に頼んで病室に貯金箱を用意させ、それを小銭で一杯にすることを楽しみにした。

石田さんは病気の後遺症で、ことばをうまく話そうと意識するとますます緊張して話せなくなる。売店ではことばよりも、自分の右手を巧みに使うようになった。「はい」「いいえ」「こんにちは」

「さようなら」「ありがとう」「またね」「また冗談言って」「元気か」など、実に多くの表現をその右手は作り出し、店員もそれらを十分に理解し、それにあった返答をしていた。そしてその右手の動きに刻まれるリズムにそっとのっかるように、たどたどしいながらもことばが添えられた。

石田さんは病室では相手に対して怒りを見せることが多く、ある特定の人を除いてはコミュニケーション自体を楽しめるまでに相当の時間がかかったが、売店ではむしろ最初から人と関わることを楽しんでいた。そして娘にとって売店は、石田さんの楽しそうな姿を見られるほっとする場所の一つであり、また欲しい物（と言ってもパンや菓子であるが）を石田さんに買ってもらう楽しい場所であった。

そして買い物をすることは、石田さんが外出許可が出たときに、真っ先にやってみたいこととして実行されたことだった。はじめて外出許可をもらった日、家に帰る途中でスーパーに立ち寄った。そして出店で焼きそばを買った。店内に流れる音楽が大きかったせいもあって、石田さんのかすれて発音のはっきりしないことばは、なかなか店の人には届かなかった。その様子を見ていた娘は、石田さん自身ががっかりしているのではないかと心配したが、当の石田さんはめげることもなく得意の右手を使ってコミュニケーションを続け、買い物は無事終了した。石田さんは満足げな様子だった。そしてそこには、病院でレジに並ぶことをためらっていたときや、自分でお財布からお金を取り出すときに緊張していたときの石田さんの姿は見られなかった。退院後、石田さんの楽しみの一つは、買い物をすることであった。

「芝生の広場」

売店に接する廊下から外に出られるドアがある。そのドアは押し扉で、しかも押すのに力がいるので、車椅子の人が一人で外に出ることは不可能である。病院内は当然のことながら、車椅子の移動が楽なように設計されているので、おそらくそのドアは、患者が通ることをあまり想定していないのかもしれない。

娘はいつも苦労しながらでも、車椅子の石田さんをそこから外に出す。それはドアの向こうに、緑鮮やかな広大な芝生が広がる、気持ちの良い空間があるからである。この芝生は病院の建物とV字型を作るように位置する大学校舎とのあいだにあり、芝生の広場自体は三角形に近い形をしている。また芝生の向こうには道路を挟んで自然の大きな池が見える（次ページ写真③、写真④。66‐67ページの図1に示したそれぞれの番号の位置から、矢印の方向に撮影）。

特に天気の良い日の午後は、そこでさまざまな人が思い思いの時間を過ごしているのを目にする。パジャマ姿の患者が、見舞いに来た家族と一緒にベンチに腰かけて話をしている。一人でぼんやりと過ごしている人もいる。芝生に腰を下ろし、にぎやかにおしゃべりをして昼食をとっている医学生もいる。「あの人たちが医者になるのかい？」「そうですよ。」「何だか怖いねえ。」車椅子の患者と散歩に付き添ってきた看護師が、遠くではしゃいでいる学生たちを見てそう話している。

石田さんの娘ははじめ気分転換になると思い、石田さんをこの「芝生の広場」に連れてきた。娘は

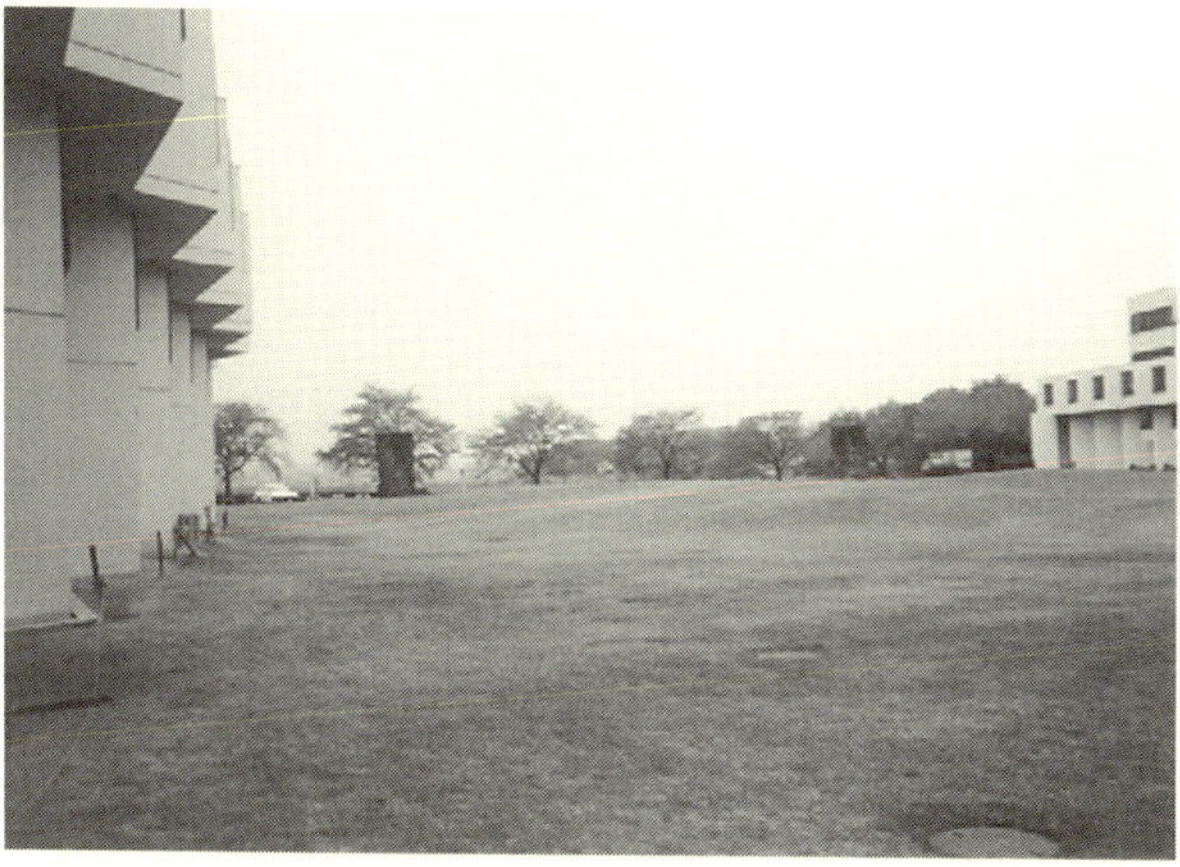

写真 ③　「芝生の広場」。病院の建物と大学の校舎の間に三角形に広がっている。中央部には多少起伏がある。

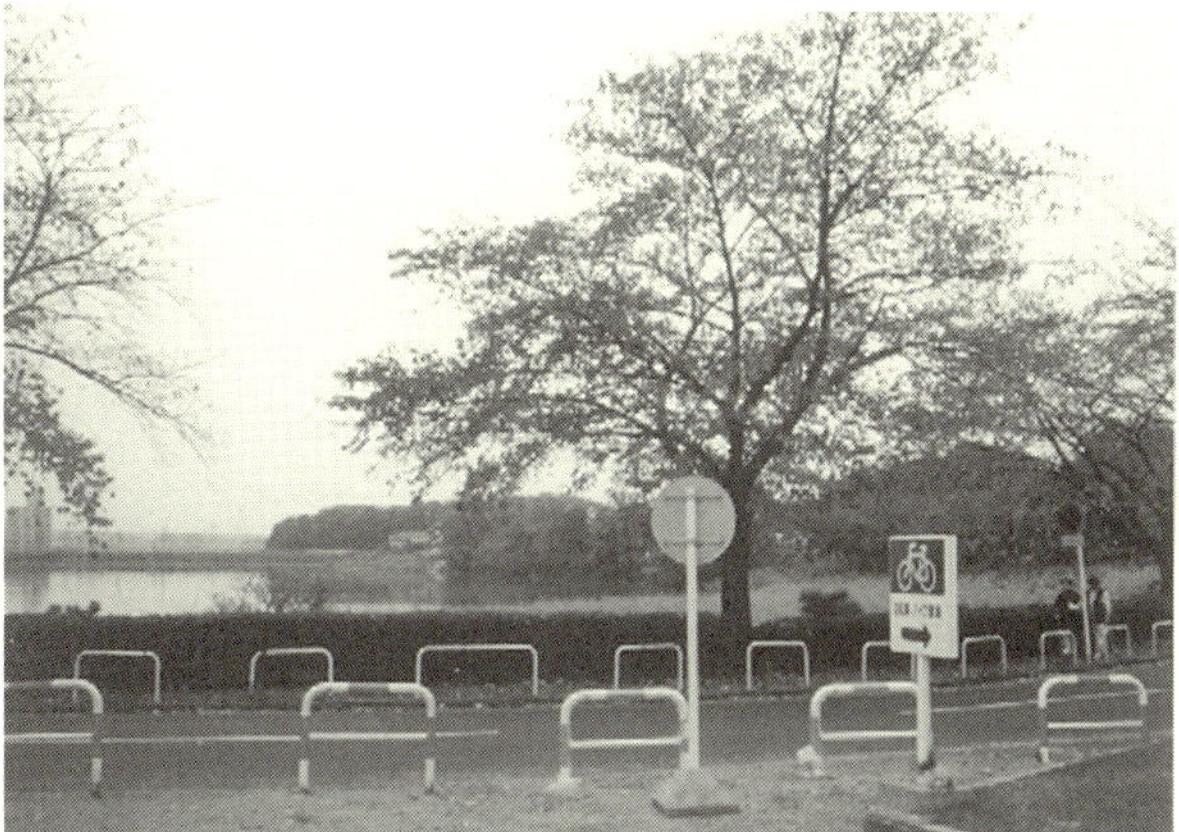

写真 ④　芝生の向こうにある自然の池。ときおりこの周りを散歩する患者を見かける。

「いいところだね。」と声をかけるが、石田さんは返事もせず、まったく関心を示さなかった。

しかしリハビリが始まってから間もないある日、芝生の上でよちよち歩いては転ぶ幼児の姿を見ながら、「こんないいところがあったのか。」とつぶやいた。「前にも連れてきたでしょ。」と娘が言うと、石田さんは「知らん。」とつっぱね、「歩く練習をする。」と言って車椅子から立ち上がった。それから後、石田さんはこの「芝生の広場」に来ると、車椅子から降りて歩く練習をするようになった。

石田さんは、芝生の上は「他の場所より身体が緊張しないでゆったりと歩ける。」と言った。娘も意識して芝生の上を歩いてみると、病院の廊下やアスファルトや乾いた土の地面よりも、柔らかく足の裏を押し返してくるのを感じ、転んでもそれほど痛くないだろうと想像した。石田さんは最初、立ち上がっても、車椅子から数歩離れたあたりですぐにUターンして戻ってきたが、次第に少しずつ歩く距離が伸びていった。

「芝生の広場」は、周囲は平坦だが中央部に近づくにつれて、多少ではあるが起伏が出てくる。石田さんは徐々にそこまで到達することができるようになった。しかし脳梗塞の後遺症でバランスをとることが難しくなった石田さんは、多少の起伏にも容易に足をとられ、しばしば転倒した。理学療法士による訓練では、平らで硬い病院の床を歩き、上手にきれいに歩くことを学んだ。一方の芝生では、柔らかく多少起伏がある地面を歩き、しばしば転ぶことを繰り返したことによって、危なくない転び方のコツも学んだ。何度も転び、しかも後ろにやや空を仰ぐようにして転ぶのだが、そのことは石田さんに、若い頃やっていた柔道を思い出させたという。手から転ばないように、そして頭を打たないように、少しお腹のほうを向くようにして倒れるのだ、と娘に説明した。

入院中、芝生で転ぶことに慣れていたことは、実際退院後の生活において石田さんのけがや骨折の防止に役立ったと思う。病院の建物の中ではまず転ぶことはなかったが、病院の外では実によく転んだからだ。それは予想していた以上だった。わずかな地面のでこぼこが大きな障害物であるかのように、足の置き方のバランスが微妙に悪かったり、またわずかに風が吹いたりしても、容易に転倒した。とりわけ人が脇を通り過ぎるときにバランスを崩しやすく、石田さんが最も恐れていたのは、小さな子どもが自分の周りを走り回ることであった。退院してからは徐々に、どういうときにバランスを崩しやすいかのさまざまなパターンを学んでいったが、用心していても実によく転倒した。しかし上手に転ぶコツも覚えたことが幸いしたのか、大きなけがをしたことはない。

また石田さんは歩くためだけでなく、ただ「芝生の広場」にいることも好きだった。そのようなとき娘は、石田さんを車椅子からベンチに移動させ二人で並んで座り、ぼんやりといろいろな人を見ながらしばらく時間を過ごした。楽しそうに笑っている学生たち、くつろいでいる患者、病院の建物の中よりも心なしかゆったりとした歩調で歩く医師、交替時間で裏口から帰っていくパートの売店の店員、肌に照りつける太陽、澄んだ空気、風の音、雨が降りそうなにおい……。

そして「芝生の広場」である程度の時間を過ごすと、石田さんは娘に「さあ行こうか。」と自分から声をかけ、座っていたベンチから車椅子に移動する。そして同じドアから建物の中に戻り、さきほどの売店のすぐ裏側にある自販機コーナーに向かう。

自販機コーナー

自販機コーナーでは、石田さんはたいてい冷たいジュースを買い、「芝生の広場」での歩行練習で渇いた喉を潤す。細長く少しいびつな形をした十畳ほどの空間には、壁全面を埋め尽くすように、ジュースや煙草、アイスクリーム、スナック菓子、軽食類、角氷といった自販機一五台ほどがびっしりと並んでいる。そしてそれらの自販機のあいだに挟まれるように二台のテレビが少し間隔をおいて設置されており、それぞれが違う番組を流している。ここは売店とは違いテーブルと椅子があり、飲食や喫煙ができる。そしてここは石田さんが「いろんな人がいるなあ」とよくつぶやく場所の一つである。

人々は真ん中にある細長いテーブルか、入り口近くの窓に添って一列に並ぶ椅子かにだいたい腰を下ろしている。今、午後2時をまわったところである。どんな声が聞こえてくるだろうか。自販機のモーターのうなる音と、二台のテレビ音が鳴り響く中、そこに発せられる声に耳を傾けてみよう（登場する名前はすべて仮名）。

「斉藤先生に会ったんですけどね……」と入館許可書の札を胸につけ、煙草をせわしそうに吸いながら仕事の話をする業者たち。その隣には、ゆったりとおいしそうに煙草をくゆらせじっとテレビに見入っている和装寝巻き姿の老人。ときどきその老人が、煙をゆっくりと吐き出す息の音が聞こえる。

「何持ってこうか？　しかしこのあいだ知ってる？　渡辺が酔っぱらっちゃってさあ。」食べ終えたスナック菓子の箱を人差し指でもてあそびながら、今夜の飲み会の打ち合わせをする学生グループの一人の声。「今日ね田中さん休んじゃったのよ。私、朝から走りっぱなし。もうくたくたよ。」知り合いの清掃係に、今日の自分の仕事の多さの不満をぶつける白衣の看護補助。「私の症例をね、伊藤教授の学会発表に使いたいって言われてね、私、協力したのよ。だけど先生に言ってやったわ。せっかく私の使うんだから、何か賞とってきなさいよって(笑)。」それに続いて、数人の女性の笑い声がどっと沸き起こる。彼女たちはどうやら同じ診療科にかかることで知り合ったと思われる、さまざまな年齢構成の女性五人連れである。そこへ弾むような声で楽しそうに入ってきたのは、右足に包帯を巻いて車椅子に乗った少年と、その少年を上からのぞき込むように話しかける、同じ年頃であろう、松葉杖をついた背の高い少年である。

石田さんはその声たちにじーっと耳を傾け、「いろんな人がいるなあ。」とつぶやく。そして石田さんはこのさまざまな音と声が飛び交う空間に、「行こうか。」と少し調子の外れた大きな声を参加させる。石田さんの声は、にぎやかな空間を誰の気にもとめられることなく漂い、他の声と一緒になって消えていく。ことばを発すると、そのかすれてはずれた調子の、ときおり突発的に大きくなる声に振り返られることの多かった石田さんであるが、ここではためらいなく声を出せることが気持ちよさそうである。

「秘密の特訓場」

自販機コーナーを出て売店の横を通り、病室からリハビリに来るときに乗ってきたエレベーターで三階に上がる。エレベーターを降りそれを背にしながら右に回り、書店や簡易郵便局を左手に、喫茶店と花屋を右手にしてさらに進んでいくと、外来診療各科の並ぶ廊下につながる（66-67ページの図1と82ページの図2、83ページの写真⑤、図2に示した位置から矢印の方向に撮影）。

この廊下にくるときは3時頃が最も多く、その頃にはすでに通常の外来の診療が終わっている。人気の少なくなった外来診療科の長い廊下を、娘は石田さんの車椅子を押してゆっくりとゆっくりと進んでいく。調子の良いときには、三階から二階、一階と、同じ建物のそれぞれの階にある診療科の長い廊下を全部回ることもある。（この病院の建物は三階が総合受付となっているが、高台に建っているため三階の窓からは遠くのほうまで眺められる。）

各診療科の前には、廊下を挟んで待合いの椅子が窓に沿って並べられている。大きな窓からは病院の建物を取り囲む自然が目に飛び込んできて（75ページの写真④）、特に日が傾いてくる頃にはそこから自然光がたくさん入り込む。この大きな窓のおかげでこの廊下と待合いの場所は、病院の建物の中の他の場所と比べると開放的な雰囲気を感じさせる（たとえば訓練室や売店には窓がない）。

ゆっくりとゆっくりと進んでいく車椅子に乗りながら、石田さんは窓の外の景色のほかにも、通り過ぎる人々にしばしば目をやる。自分より若い人がもっと大変な障害である姿を見て、「自分よりも気の毒だ。」と言った。おじいさんの乗った車椅子を押すおばあさんの姿を見て「ああいうふうになりたいな。」と、仲むつまじい老夫婦をうらやましがった。「忙しそうだな。」と、足早に横を通り過ぎていく医師や看護師の姿を目で追いかけた。

この廊下のつきあたりを左に曲がると診療室の裏側にあたる、ここもまた大きな窓に面した眺めの良い廊下が見えてくる。しかしこちらの廊下は診療室前の廊下とは違い、人であふれかえる診療時間でもほとんど人が通らない。また病院内の患者が立ち入ることができる場所の中でも、最も人通りの少ない場所の一つであると思われる。その裏通り的な場所を象徴するかのように、そこには使用済みのタオルが入っているかごや、患者を運ぶストレッチャー、そしてときには職員が食べた昼食の弁当の折などが置かれていたりする（83ページの写真⑥、図2に示した位置から矢印の方向に撮影）。しかしそのような裏通り的なところであっても、その廊下は石田さんにとって、「ほとんど誰にも見られずにホッとする」場所である。

さらにこの廊下にやってくるのは、歩行の練習をするためである。石田さんは歩くのを人に見られることに少し緊張を覚えるため、この廊下は「ほとんど人が通らないからよい。」のだと言う。幅が狭いわりには、大きな窓からの眺めで開放感を覚える場所である。あるとき、車椅子に乗せられて石田さんがここにきたとき、ふと車椅子から立ち上がった。そして身体を支えるのにちょうどよい高さと厚みの壁に手が触れた（それは大きな窓のコンクリートの下枠でもある）。そしてその日からそこは歩行の練習場となり、石田さんと娘はこの場所を「秘密の特訓場」と名づけた。石田さんの娘は他の場所ではそうしないのであるが、この人目に付かない廊下では、石田さんに対して指導者的立場に立っ

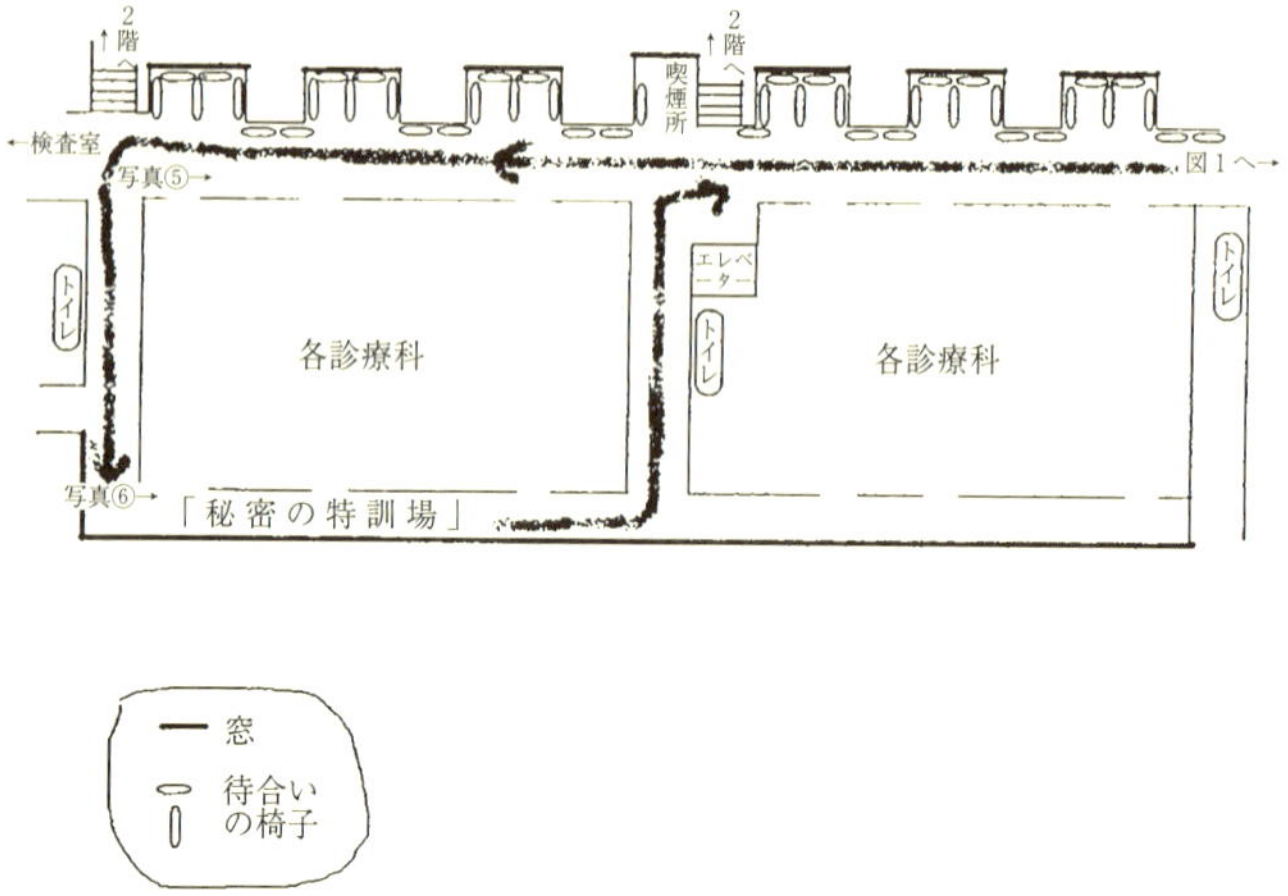

図2　三階診療科の廊下見取り図

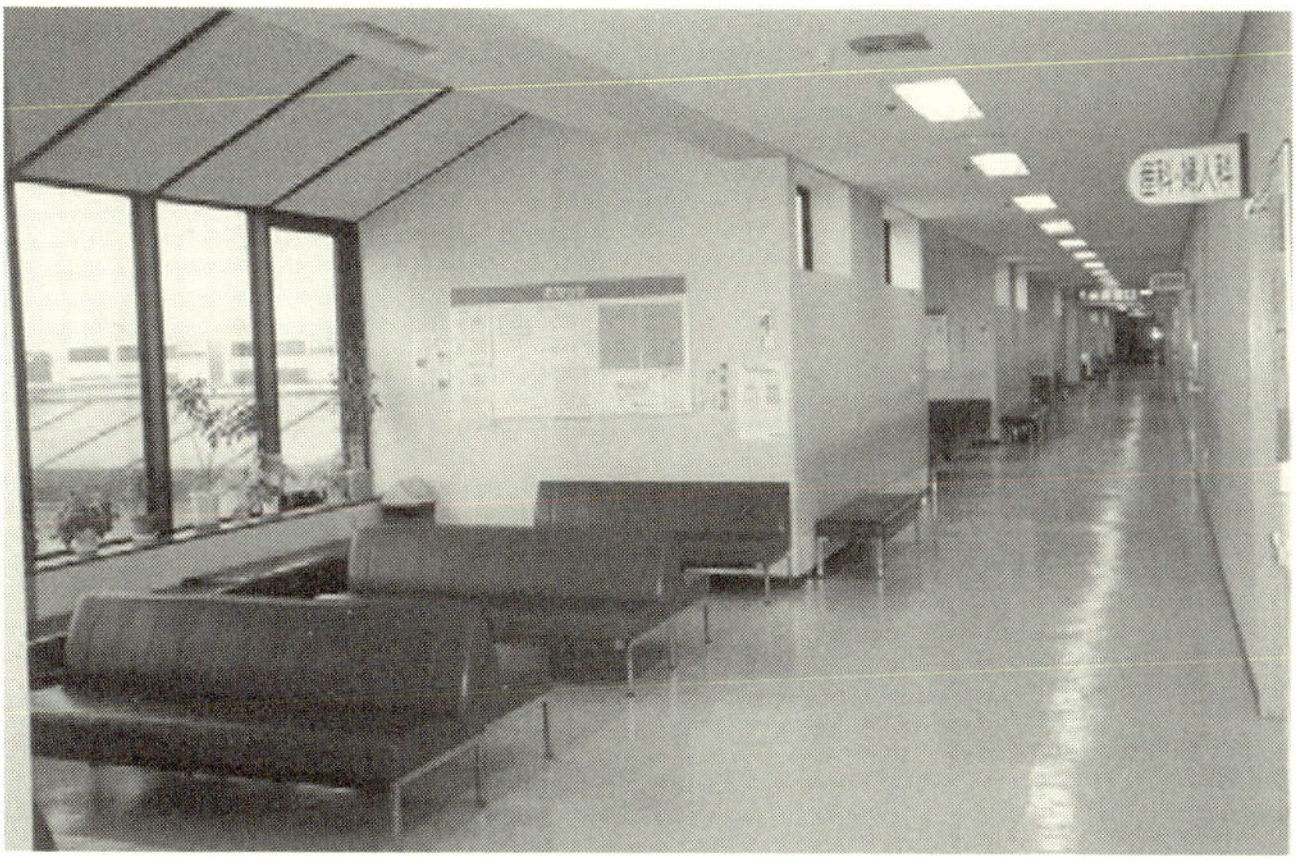

写真⑤　三階診療科の待合室側の廊下。窓が大きく明るい雰囲気。ここからも眺めは良いが、さらに同じ建物の診療科の一階は、隣接する池や木々がすぐ間近に見える（写真④）。

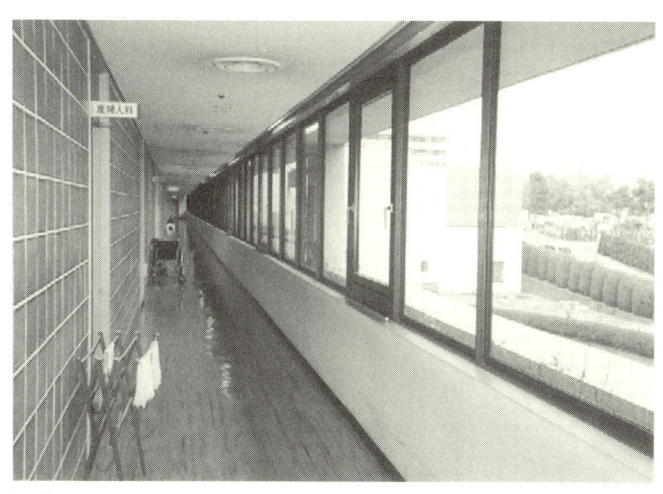

写真⑥　「秘密の特訓場」。診療科の裏側の狭い廊下だが、大きな窓が開放的な雰囲気を与える。

て歩行の訓練に付き合う。

ところで病前の石田さんは、娘にとって厳格で怖い父親であった。またその頃はそのような父親に対して、少し反抗心さえ抱いていた。しかし石田さんが入院当初から自分や他の家族に怒りを向けることから、娘は次第に自分が介護するという行為で、石田さんを傷つけているのではないかと気にかけるようになっていった。なぜなら病院生活の大半を石田さんは娘と過ごしているからである。そして「散歩」を通して、病室では見られない石田さんの楽しそうな姿を見ることから、その娘の気がかりは大きくなっていた。

ところが不思議にもこの廊下は、娘が石田さんに対して一方的に指導者あるいは介護者であることが許される空間であった。しかしそうであっても、石田さんの娘にはその立場になることに少し遠慮があり、他人に話しかけるように「石田さん」と苗字で呼びかけ、そして丁寧な口調を用いた。たとえば典型的には、次のような対話がこの廊下でなされていた。

娘　「石田さん。手をまっすぐのばしてください。もっと力を抜いてください。手の先に力が入っています。」

石田　「はい。」（何を言われても「はい」と答える）

この丁寧な口調での二人の対話は、しばらく後になってから、ややおどけたような思わず笑ってしまいそうな雰囲気を帯びていくのだが、初期の頃には、その場に少し張りつめた雰囲気を感じさせるものだった。そしてこれが序章で紹介した、石田さん独自の丁寧語の始まりであったと思われる。なぜならこの丁寧語での対話は、この頃まだ他の場所では使われておらず、明らかに両者とも、この場所で意図的に使用しているからである。そしてこの丁寧語での対話は、後に病室の中でも使われるようになっていった（このことについては、後の節で再び取り上げる）。

ところで石田さんにとってこの「秘密の特訓場」での歩行練習は、「芝生の広場」での歩行練習とは多少意味合いが違うようであった。「芝生の広場」では転ぶことを含めて歩くこと自体を楽しんでいたが、一方「秘密の特訓場」では、平らなところをきれいに歩こうと努力していた。理学療法士による歩行訓練もかなり歩けるようになると、理学療法室から出てすぐの長い廊下を歩く。石田さんはその訓練に向けての準備をするかのように、リハビリの時間にまだそれが始まる前から、この「秘密の特訓場」でその練習を始めた。

そしてまもなく、リハビリの時間に長い廊下での歩行訓練が始まった。きれいに歩こうと意識するとかえって身体が緊張するようで、理学療法士から「力が入りすぎている」と注意されることもたびたびあった。しかし理学療法士から誉められると非常に喜び、「秘密の特訓の成果があった」と、嬉しそうに家族に報告する。

そしてこの「秘密の特訓場」から病室に帰る途中に、もう一つ石田さんが楽しみにしている場所がある。

「川村さんと会う場所」

「秘密の特訓場」から、再び診療科の待合いの表の廊下に出て病棟へ向かう途中に、奥に会計、そして手前に薬の受け渡し口（薬剤部）のある広い待合いの場の横を通る（図1）。そのあたりでよく五十代くらいの女性に会った。制服からその人が看護補助の仕事をしている人であることはわかった。その女性もほぼ毎日のように石田さんを見かけるからであろう、あるときから「今日もリハビリですか。いつも頑張ってますね。」と励ましの声をかけてくれるようになった。そしてその女性と会わない日は石田さんも娘も、日課の「散歩」に物足りなさを覚えるようにさえなった。

そんなある日、石田さんは自分からその人の名前を聞いた。「川村さん（仮名）」という名で、やはり病棟看護師の仕事を手伝う看護補助であった。川村さんが待合いの場のあたりにしばしば足を運んでくるのは、看護師に代わって薬剤部や診療科などに書類などを持ってくる用事があるからだそうだ。

その頃の石田さんは、病棟では相変わらず、もっぱら怒りを示すことにことばを費やしていたが、川村さんに対しては売店の店員と同様、うまく話せなくても一生懸命に関わりあおうとすることにことばを費やした。

また通院するようになってからも、石田さんは病院中を歩き回って働く川村さんと、どこかでばったり出会うのを楽しみにした。そして川村さんは退院後、石田さんが字や文章作成の練習のために書くようになった手紙の文通相手でもあった。また売店の店員とも楽しいやりとりが続き、彼女たちからバレンタインデーにチョコレートをもらったりしたこともあった。病院で診察を受けてきた日の夕食には、石田さんは彼女たちとの交流を楽しそうに家族に報告する。通院以外に外出する機会がほとんどなくなった石田さんにとって、川村さんと売店の店員との交流は、石田さんがことばによって他者と関わることへの楽しさと自信回復につながった。

しかし川村さんも売店の店員と同様に、石田さんの病気について、あるいは具体的に病棟でどんな介護を必要とする患者なのかについて直接的には知らず、また石田さんに尋ねることもしない。ただ病棟で働く川村さんの場合は、車椅子に乗りことばがうまく出ない石田さんの様子から、石田さんの病気やどのような介護が必要かについてはおおよそのことは想像がつくだろう。しかし他病棟に所属の川村さんは看護師とは異なり、石田さんが「患者」あるいは「障害者」であることを強く感じさせる行為に関わることはない。

前章で取り上げたように、石田さんは若手看護師たちの独特の話し方や、彼女たちが石田さんを怖がり足早に病室から立ち去っていくことに怒りを向けた。しかしその看護師たちを避ける第一の理由は、入浴やしもの世話など、自分が「患者」あるいは「障害者」であることを強く感じさせられる行為に関わっていたからであった（一人の看護師は例外的であったが）。

石田さんは自分が入浴やしもの世話をしてもらうことは、病人だから仕方がないと思っており、また看護師の仕事に対しても感謝の気持ちを持っていないわけではない（なぜなら後に、その気持ちを看護師に表現するようになるからである）。しかしその関わり方が石田さんの心を遠ざけ、必要最小限度の会話をするのみで、素直に感謝の気持ちを表現できなくしていた。脳卒中の後遺症の度合いや元来の性格にもよるのだろうが、石田さんは特に、そのようなことに敏感さや傷つきやすさを持った患者だった。

「散歩」の空間・時間

「散歩」を通して出会った「声」

長いときは、「散歩」に二時間あまりが費やされた。病院内を少しずつ探索することから始まって楽しみな日課となった「散歩」。その「散歩」に組み込まれていった場所は、石田さんの入院生活にそれぞれ異なる色彩を与えていた。売店では妻や娘のためのおやつを買い、また遠くの友人に贈り物をし、自分でも好きな物を選んで買った。それらは何の変哲もない行為のようであっても、病室ではほとんど持てなかった、自分で何かを「選ぶ」機会であった。売店と同様いろいろな人が出入りしている自販機コーナーでは、より近距離にさまざまな人の声と存在を感じ、そして石田さんも不自由になった自分の声を遠慮なく響かせることができた。芝生の広場では転ぶコツを学んだ。そして看護師からは不機嫌で扱いにくい患者である石田さんも、売店の店員や廊下で会う看護補助の川村さんからは、親しみやすい人だと思われているに違いない。病室では、娘が介護者であることを前面に押し出すことで怒りを示す石田さんも、「秘密の特訓場」では娘の指導に従うことを素直に受け入れた。

また病室では石田さんが「できなくなった」ことが目に付き、それは石田さんや家族に不安な気持ちを引き起こさせた。「散歩」でもたびたび「できなくなったこと」を発見し不安な気持ちになったが、それでも工夫することや挑戦することを楽しんでいる様子が見られた。たとえば、速やかな計算や器用な指使いができなくても、お札で支払ってその煩わしさを回避した。またことばをうまく発することができなくても、相手とコミュニケーションすることの楽しさを感じられた。そしてきれいに歩けなくても芝生の上で転ぶことをおもしろがりながら、けがをしない転び方を身につけた。

また石田さんは「散歩」の途中で会ういろいろな人に興味を示し、その人たちから刺激を受けていた。障害を負った若者を見て「自分よりも気の毒だ。」と言った。車椅子に乗るおじいさんとそれを押すおばあさんの仲むつまじい夫婦を見て、自分も「ああいうふうになりたい。」とうらやましがった。私はそのような石田さんの発話の中に、病気や障害に圧倒的に悲観的だった石田さんが、これからの自分の具体的な生き方を模索しようとしている姿を感じた。

石田さんは「散歩」を通して徐々に、病院という一つの建物の中に、自分にとっていくつか大切な場所を作っていった。そして特に「秘密の特訓場」は、石田さんと娘のあいだに丁寧語でのやりとりが始まった場所である。「秘密の特訓場」となった廊下は、診療科の裏側にあり昼間でも人気が少ない。また患者を運ぶストレッチャーや使用済みのタオル、職員の食べ終わったお弁当の折などの置かれた裏通り的な場所である。しかし石田さんにとってその廊下は、「ほとんど誰にも見られずにホッとする」隠れ家的な場所で、また誰にも見られずに歩行の練習ができる、まさに「秘密の特訓場」であった。さらに薬剤部の横の廊下は、石田さんが最もわくわくする場所、「川村さんと会う場所」で

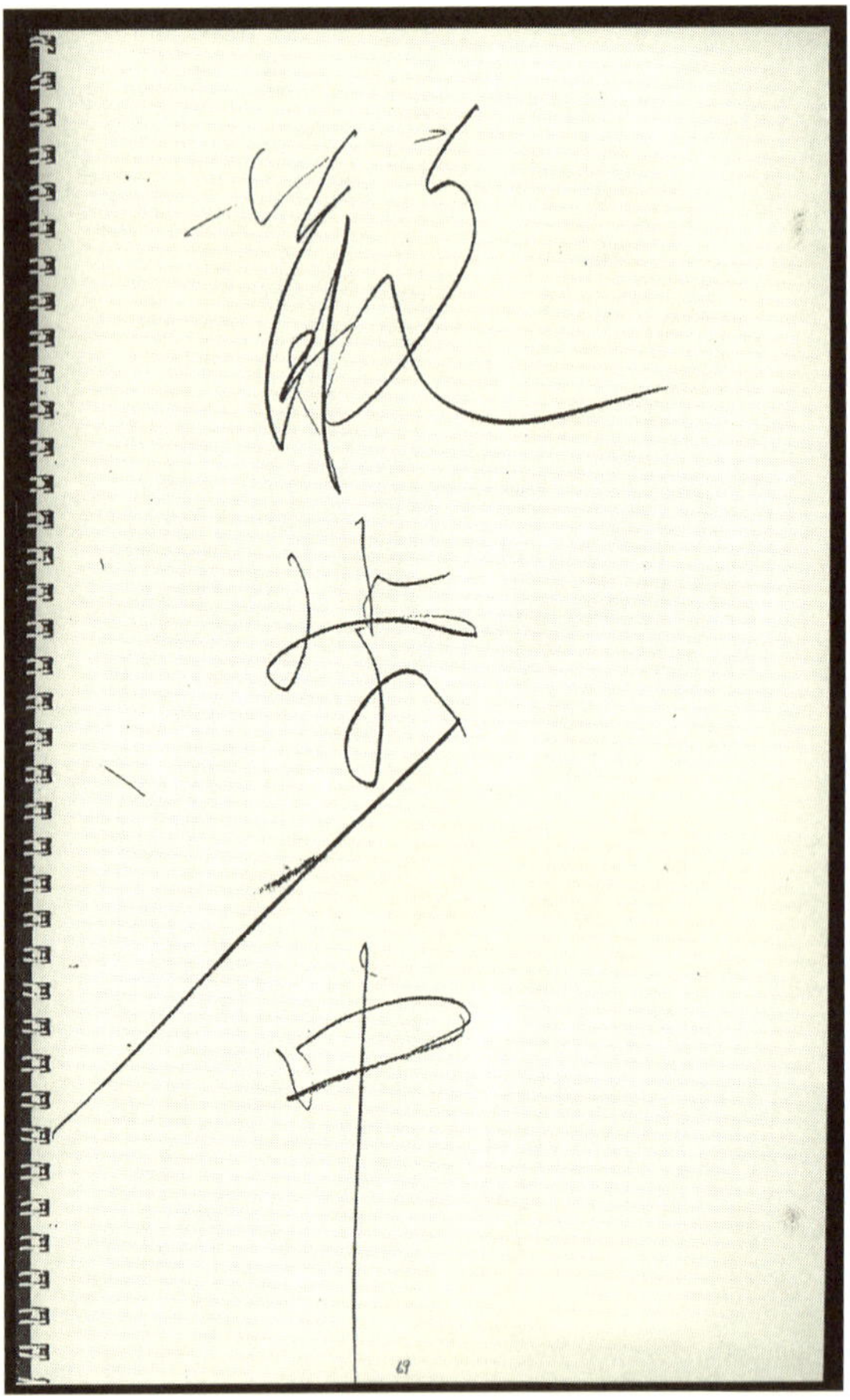

図３　石田さんが少し字を書けるようになってきてからスケッチブックに書いたもの。「散歩」に出かけるときは、いつもこの伝言板をベッドの上においで出かけた。スケッチブックはＢ４判。

あった。

そのように「散歩」は、「医療文化の声」が「特権化」された病室ではほとんど発せられることのなかった、あるいは発せられたとしてもほとんど「応答」されることのなかった「声」で対話する機会を石田さんに与えた。「散歩」で立ち寄るさまざまな場所に、「医療文化の声」がなかったわけではない。ただそれは他の「声」より「特権化」されていなかっただけである。

また「散歩」は、石田さんの娘にとっても貴重な機会となった。それは「散歩」を通して、病室では見たことのない父親のさまざまな表情、特に楽しそうな表情を見ることができたからである。それは娘にとっては驚きと同時に、ほっと安心するひと時であった。

その後「散歩」の中で生まれた「声」（特に丁寧語）は、後に病室の中にも取り込まれていった。次節に取り上げるように、その「声」は、それまで「医療文化の声」が「特権化」され、他の「声」でのやりとりがあまりなされずに単声化・硬直化していた病室内の対話的関係に風穴を開けた。

境界が生まれる

「散歩」をするようになってから、石田さんは病室（あるいは病棟）とそれ以外の場所とのあいだに、まるで境界線でもあるかのようなふるまいを見せるようになった。その顕著な例として、退院が近くなってきた頃から、病室を出てリハビリに行くときに洋服に着替えるようになったことがあげられる。

それはあることがきっかけに始まった。あるとき、東京に住む石田さんの親友から、明日病院に見舞いにくるという連絡が入った。それを聞いた石田さんは家族に、「家から洋服を持ってきてくれ。」と頼んだ。そして親友が来るという当日、石田さんは洋服に着替えて車椅子に乗り、病院の玄関で、親友がやってくるのを予定の時刻より少し前から待っていた。親友は洋服を着た石田さんに迎えられ、少し驚いた様子だったが、帰るときにはその姿で自分を迎えてくれた石田さんにむしろ感謝し、「その気力なら病気も早く回復するだろう。」と言って安心した様子で帰っていった。

そして次の日から石田さんは、リハビリに行くときに、あるいはただ「散歩」に行くときにも、〝病室から出るときは洋服に着替える〟ようになったのである。「パジャマで歩くのはおかしいじゃないか。」と石田さんは言った。これは一見突拍子もないふるまいに映るかもしれないが、家族にとっては、病前から型にはまることを嫌う石田さんらしいと納得できるものだった。

またこの頃から石田さんは、人から見られることを強く意識しはじめていた。それまでも「患者」である石田さんは、病室の中で治療や介護を通しておそらく嫌と言うほど人から見られることを経験している。そして特に病室の中には、石田さんが恥ずかしいという気持ちを保護するものがほとんどなかった。「散歩」でも石田さんは、ことばを発するたびにその調子の外れた声に振り返られるなど、やはり「患者」や「障害者」であることを意識させられることがたびたびあった。しかし「散歩」に出るようになってからは、楽しい親密なやりとりを自ら求めるなど、いわば自分が見せたい自分を見せる機会が増えた。そして特に東京から見舞いに来た親友は、仕事で成功を収めている石田さんの尊敬の対象であり、回復の励みとなる存在であり、パジャマ姿で弱って見える自分の姿を最も見せたくない相手の一人だった。

石田さんの娘にとっても、「散歩」に出かけるときに身なりをきちんと整える石田さんの姿は、教授回診のときにヘアートニックで髪を整えることも同様に、おしゃれに気をつかう病前から変わらぬ父親の部分を確認することにつながり、さらにそれは父親の精神的な回復の兆しとして好ましく思えることだった。

退院近くになると、石田さんは頻繁に病室を離れて、特に診療科のある建物（そこには「秘密の特訓場」と「川村さんと会う場所」がある）に行くことを好むようになった。ときには、まだ外来患者で混雑している午前中に私服姿でやってきて、外来患者に紛れて時間を過ごすこともあった。私服姿の石田さんを見た人は、車椅子の背に書かれた病棟名を見なければ、石田さんが入院患者であるとは気づかないだろう。

そのように「散歩」は、石田さんを「医療文化の声」から、すなわち「患者」であることから解放する機会となっていた。

病院の時間

石田さんの「散歩」に付き合いさまざまな場所に行くようになった私は、病院の中を流れる時間にもさまざまな質的違いがあると感じるようになった。私の生きる時間が、石田さんの生きる時間とも、医療者の刻む時間とも違うものとして感じられた。そしてその違いが、私が入院生活に慣れるまでに、非常に疲れを感じやすい要因の一つになっていたと思われる。異国の地をフィールドにする文化人類学者は、しばしばそこに流れる時間について言及しているが、それはまさに生活を通して身をもってその違いを体験するからであろう。これから取り上げるのは、入院生活という日常生活とは異なる生活リズムに慣れるまでに、介護者（娘）として石田さんと一緒に経験した時間についてである。

まずはじめに、石田さんの生きる時間と医療者の刻む時間について取り上げたい。一日のうち、医師と看護師の「定期的な訪問」（決められた時間の見回り）は、たとえそれが事務的に行なわれたとしても、石田さんと娘の生活にほどよい緊張感と規則的なリズムを与えてくれる貴重な機会であった（他に規則的なリズムを刻むものとしては、食事、起床および就寝の時間などがあるが）。

また症状が安定し時間をもてあますようになった頃には、たとえ痛みを伴う治療行為を介してでも、それが多少のことならば、医師と看護師の「不定期の公式的な訪問」（ときおりある医療的行為をするための来室）は待ち遠しくさえあった。そして週に一度の教授回診も、石田さんにとっては、ただ「待つ」だけの伸びきった入院生活にリズムを与えてくれる、大切な「行事」であった。

そして起きている時間が長くなるにつれて、石田さんも娘も、医師や看護師の「不定期で非公式の訪問」（予期していない、医療行為をするためではない訪問）をより歓迎するようになった（それは特に石田さんがさびしがり屋の性格だったからかもしれないが）。

石田さんが脳梗塞で入院したときの個室ではほとんど経験しなかったが、五年後に異なる病気で同病院の大部屋に入院したときには、医師と看護師の両方の「不定期で非公式の訪問」を多く経験した。同室の他の患者のところにやってくる医師や看護師、見舞い客といった間接的な訪問者があったからだ。中でもある一人の医師の存在は、石田さんの入院生活を非常に愉快にさせていた。その医師は同室の患者の担当医で、石田さんの担当医ではなかった。しかし来室すると必ずどの患者に対しても挨拶をし、ときには担当の患者でない人のところにふらりと近寄ってきて、病気の話よりもむしろ世間話をして帰っていった。石田さんは「おもしろいぞ」と言って、その医師のことをときどき思い出しては、にやにや笑いながら楽しそうに家族に報告した（退院後にもその医師のことが楽しい話題になったほどである）。

病棟の雰囲気や看護師のメンバーによっても違うのだろうが、石田さんが大部屋に入院したときは、若い看護師たちの「不定期で非公式の訪問」が目立った。それは石田さんの同室の若い独身男性患者が、どうやら看護師たちに人気があり、その人のところへの訪問が主だった。この病棟もほとんどの看護師が二十代前半だった。石田さんと同室の患者は、その若い患者（三十代初め）を除いてはみな五十代から七十代だったため、その若い男性患者が若い看護師たちと共通の話題が多かったのも当然であろう。自然と耳に入ってくる彼と彼女たちの話題は、病気についてはもちろんだが、コンサートのチケット購入の話や（どうやら彼はテレビ局勤務らしい）、男性患者の会社仲間と看護師とのコンパの計画といった私的な話題も多かった。看護師の「公式的な訪問」は一人ずつやってくるが、その若い患者のもとには、ときおり複数の看護師が一緒に「不定期で非公式の訪問」にやってきた。そしてそのときの看護師たちの姿は、看護師というよりも、はしゃいでいる女子学生のようだった。

石田さんは自分に直接的に関わりがなくとも、そのように看護師たちの明るい笑い声が病室に響いていることを好ましく感じていた。実際に若い看護師たちがやってくると、病室がぱっと明るく華やかな雰囲気になる。ただ誤解がないように言っておかなければならないが、彼女たちは決して仕事をいいかげんにしていたわけではない。石田さんはこのときの入院時、「看護師は感じがよいし本当に一生懸命やってくれる。」とよく口にし、看護師に対しても直接感謝の気持ちを伝えていた。

しかし「不定期で非公式の訪問」ということに関しては、圧倒的に見舞い客の貢献するところであった。特に病室の中で石田さんと娘の関係がぎくしゃくしているとき、親しい知人の訪問は本当にありがたく感じられた。なぜなら親しい知人が来ると、石田さんと娘は、互いに相手に対して直接言えないこと（たいていは相手に対する不満）をその人に聞いてもらえるからだ。そのように親しい知人がいわば〝緩衝地帯〟となって、二人がそれぞれに我慢していた感情を解放させることができた。しかもその知人が帰った後は、互いにその感情を引きずることはほとんどなかった。たいていの見舞い客はベッドの脇にある椅子に腰かけ、まるで自分がそこにいる時間を患者にすべて預けるかのごとくに、ゆったりと構えて耳を傾けながらそこにいてくれた。

ところで、どの病院でも医師や看護師はとにかく忙しそうであるという印象を受けるが、事実そうなのであろう。石田さんでさえ、何か頼みたいことがあっても、ときどき遠慮して話しかけないでいたり、ゆとりがあるように見え話しかけやすそうなタイプの看護師がやってくるまで待っていたりした。ある番組（NHK総合　クローズアップ現代「心温かな医療を求めて──遠藤周作が願った医療改革──1996年11月12日放送）で、看護師が患者の看護以外の雑務に追われ患者のそばにいる時間が少ない、ということから改革を始めた病院について紹介していた。長野市の篠ノ井総合病院では、看護師の労働時間の40%が雑務に当てられていることが調査でわかり、その時間を減らす工夫をしたそうである。たとえば、検査部や薬剤部に仕事の一部を移した結果、看護師が患者のそばにいて話を聴く時間が二倍に増えたそうである。番組でも患者のベッドサイドで「椅子に腰かけて」患者の話を聴いている看護師の姿が印象的であった。また同番組では、患者の話を聴くボランティアについても紹介していた（遠藤周作によるはたらきかけによって結成）。確かに石田さんの入院中は、医師も看護師もほとんど立ったままで話を聴いていた。ただ、実習中の看護学生だけは例外であった。看護学生は数日間一人の患者について、身の回りの世話をしていた。しかし看護師として働きはじめ、複数の患者を受け持つようになると、それは実際に難しいことなのだろう。

さて、病室にもさまざまな質の時間の流れ方があるものの、病室から一歩も出られない時期は、誰かを呼ぶ用事がない限り（しかもよくないことが起こらないと呼べないのだが）、そこにいる時間の大半は、誰かが来るのを「待つ」ことに費やされた。特に脳梗塞で入院したときは個室であり、しかも石田さんは看護師に怒りを向けるために、「定期的な訪問」「公式的な訪問」でさえもやりとりは短く、ましてや医療者による「不定期で非公式の訪問」はまったくなかった。そのような密室的な状態からリハビリを機に病室から出て「散歩」が始まったことは、誰かを「待つ」時間から解放され、自分でコントロールできるより多くの時間を獲得する機会となった。

五年後の大部屋への入院は、個室を希望した石田さんに対して、老年期の男性が個室に入ると認知症のような状態になることがあることを心配した担当医がすすめたものだったが、確かに、大部屋での生活は、公式・非公式ともに訪問の数ははるかに多く刺激の多い生活だった。気難しい石田さんも、カーテン一枚でしかプライベートを守れないことは窮屈なようであったものの、途中から「大部屋はなかなか人生の勉強になる」ということばが出てくるなど、実際に家族や知人と話す話題が豊かになり、そして認知症のような状態になることもなかった。

さて次は、「散歩」のときの時間について取り上げる。娘は「散歩」で石田さんの車椅子を押すとき、「ゆっくりとゆっくりと」押すことに神経をつかっていた。特にひと気の少ない午後の診療科の長い廊下ではそうしていたが、それにはいくつか理由があった。まず一つには、石田さんがある程度以上の速さを怖がるからである。また別の理由は、その廊下の大きな窓の向こうに見える、その日その日の自然の景色を一緒に楽しむためである（特に一階の廊下からは、隣接する大きな池や木々が間近に見える。75ページの写真④）。

そしてさらに「ゆっくりとゆっくりと」進むもう一つの理由は、娘の側の思いにあった。車椅子を押すとき、軽快にリズミカルな足取りで目的地に向かって進むとき刻む自分の時間の流れと、日々体調が不安定で今後の見通しも立たず決してリズミカルでない石田さんの時間の流れとがとても対照的に感じられ、それを辛いものと感じてしまうからであった。実際に石田さんの病気は、ある程度までの回復はあっても、完全な回復は望めない。つまり失われた機能が完全に元どおりになるわけではない。また一歩進んだと思っても、ときには二歩も三歩も下がってしまうこともある。いつどのように体調が良くなるか悪くなるか、先の見通しが立たない。いつも不安定で不均質な時間で、その先もどのようなリズムを刻むのか予測も立たず、そのように自らコントロールできる部分が非常に限られている。

一方、娘が車椅子をスイスイと押して前へ進むときのリズミカルな足取りは、自らのコントロールによって、ある程度安定した均質な状態を維持しようと思えばかなり可能であり、まるで時計の針が刻むがごとくに正確なリズムで前に進むことさえできる。そのような時間は、忙しそうに廊下を歩く職員たちの足取りや、病室にやってきて必要最小限度の用事を済ませて出て行く医師や看護師の足取りにも似ていた。

娘が午後の診療科の誰もいない廊下で、石田さんの車椅子を「ゆっくりとゆっくりと」押して進むことには、そのときだけでも自分と石田さんの生きるリズムを同じにしたい、二人のズレを調整したいという思いがあった。車椅子はそのように、二人の共有できる時間の流れを作ってくれる道具であった。

病院の時間について、最後に介護者と病者の時間についてもう少し触れておきたい。私は付き添いとして病院で生活しはじめてしばらくは、まさに時間の過ごし方がわからず疲れを感じた。しかし徐々に、自分がそれまでいかに時計に合わせて自分の生きる時間を計画し、それをある程度実行できてきたかに気づくと同時に、介護者である自分は、病者の生活する時間と病院のシステム上の時間とを、自らの時間の流れの中に組み込まなければならないことを理解していった。

とは言っても、介護者はまだ病者よりも圧倒的に、自分でコントロールできる時間を持っている。石田さんの場合、病状が重いときはもちろん、比較的安定してからでも、私のようには時間をコントロールできなかった。それは一つには、さまざまな行為に介助が必要であるため、たとえ自分の都合がよくても、介助する者に時間を共有してもらわなければならないからだ。自分だけで密かに計画したり実行したりできる範囲が非常に狭いのである。ときには実行する際に、突然相手に要求を押し付ける形となりやすく、それがたとえ病者だからと言ってもわがままだと受け止められてしまうこともあった。病者であっても、介助する者の手があくまで、自分の願いが叶えられるのを「待つ」ことが必要なときがある。

以上見てきたように、病者が入院生活に慣れる過程には、少なくとも次の三つの時間を自分の生活リズムの中に取り入れることが必要なのではないかと思う。一つには、病院のシステム上の時間（決められた時間の回診や起床、食事、就寝などの定期的な時間のほか、不定期であってもたいていはあらかじめ告げられる検査や治療のための時間）であり、そして介助が必要な場合には介助する者に協力を得られる時間であり、さらに何よりも、特に慢性の病者にとっては、病いという不確実な時間である。

病室に新しく生まれた「声」

病室の中の「丁寧語」

「散歩」が日課になった頃、「医療文化の声」が「特権化」されていた病室にも、それまでにはなかった「声」がときどきあらわれるようになった。その最も顕著な声は、「秘密の特訓場」で石田さんと娘とのあいだに生まれた丁寧語である。

「秘密の特訓場」で生まれた丁寧語について、もう一度振り返ってみよう。入院前の石田さんは娘にとって厳格で怖い父親だった。娘は石田さんが入院当初からたびたび激しい怒りをあらわすことから、病院生活の大半を一緒に過ごしている自分が、介護することを通して父としての威厳あるいはプライドを傷つけているのではないかと、次第に気にかけるようになっていった。また「散歩」を通して病室では見られない石田さんのさまざまな姿を目にしたことで、その心配はさらに大きくなっていった。石田さんに今まで通りの父としての威厳を期待しプライドを傷つけないようにしながら、自分がどのように介護すればよいのか。まだ二十代半ばの娘にとって、厳格で怖い父との関係は、介護する側と介護される側の新しく生まれた関係と共存することが困難であった。これが夫婦の関係だったらまた異なっていただろう。しかし石田さんの妻は、これから石田さんが働けなくなった場合のことを考えて（そして実際働けなくなったのだが）、石田家の家計を支える者として、三十年以上専門職として働き役職に就いている現在の職場を辞めるわけにはいかなかった。

娘のそのような気がかりは、特に「情けないなあ」という石田さんのつぶやきを耳にするとき、より一層大きなものになった。しかしまたそのつぶやきは、石田さんが自分自身に向けて言っているようにも聞こえた。それはたとえば、若手看護師たちが病室から出ていった後に、おしもやお風呂の介助を受けた後に、うまく発音できなかったり話しながらよだれが出てしまったりしたときなどに発せられた。それは自分が障害を負ったこと、そしてこれまで家族を圧倒的な力関係で守ってきた自分が一方的に世話される側になったことの受け入れがたさ、それに対するどこにもぶつけようのない悲しみと怒りの表現として娘には感じられるのだった。

石田さんが家族に怒りを向けるときは、たとえば「あれはやめたほうがよい」「これはやったほうがよい」「だめだめ」といったように、家族にあれこれと指図されるときが多かった。そのようなとき石田さんは、「押さえつけるな！　ほっといてくれ！」「自分が一番わかっているんだ！」などと激しく怒鳴るのであった。

しかし、父と娘の両者にそのようなジレンマがあるときでも、不思議なことに「秘密の特訓場」は、石田さんと娘の関係が逆転することが自然に許される場であった。そしてそこで丁寧語が使われていた。丁寧語は「秘密の特訓場」ではじめ娘の口からふと何気なく出た語り口であり、それに対して石田さんが同じように丁寧語で「応答」したことから、いつのまにか二人に分かち持たれるようになっていた（この「応答」の意味については第1章で述べた）。

病室での丁寧語はたとえば次にあげるように、石田さんが屎尿ビンで用を足した後、娘に片づけてもらうよう手渡すときに使われた（＊印の部分）。

昼食後、二人でテレビドラマを見ている。

娘　「このドラマつまらないね。」

石田　「変えろ。」とぶっきらぼうに言う。娘がチャンネルを変えている。

石田　「ちょっと……」と言って、ベッド脇のかごに入れてある屎尿ビンを手に取る。娘は急いで部屋の外に出る。

石田　「終わったよ。」と合図する。娘が病室に入ると「＊これを片づけてもらえますか？」と屎尿ビンを手渡す。

娘　「＊はい、わかりました。」そう言って屎尿ビンを受け取り、ベッドの下に置かれている、検査用に尿をためておくビンに尿を移しかえて、屎尿ビンをトイレに洗いに行く。

このような丁寧語での対話は、やはりその直前直後の会話とは明らかに異なった雰囲気をその場に漂わせるものだった。その場に一瞬緊張感を漂わせると同時に、その直後にはその場の緊張感を和らげもした。

それ以外にもこの丁寧語は、次のように石田さんがことばがうまく話せないとき、娘にことばの発音の仕方を教えてもらうときにもあらわれた。そしてそのような場合の丁寧語はさらに、石田さんが「ことばの学習者」であることを感じさせるような雰囲気を漂わせた。

石田　「服（リハビリに行くために、洋服を着替えるから娘にそれを取ってくれと言っている）。さあ行こう。このスリッ、このスリッ、（ラ行がうまく言えないので少しイライラして大きな声で）あーっ。」
娘　「（ゆっくりと口や舌の動かし方を石田さんに見せるように）ス・リッ・パ。」
石田　「＊はい、そうです。スリッパ（まだ発音はよくないが）をとってください。」
娘　「＊かしこまりました。」スリッパを石田さんの足下に揃えて置く。

違和感

病室で石田さんが用いるようになった丁寧語は、対話相手の娘にとって、その場で共有している行為が互いに緊張を感じさせる行為であることに気づかせた。この時期の石田さんと娘のあいだにおいては、たとえば屎尿ビンを片づけることや発音の仕方を教えてもらうことは、その場に緊張した雰囲気を漂わせるやりとりであった。しかし一方で丁寧語で互いに「応答」しあうことが、その緊張感を緩和させもした。

そのように石田さんの丁寧語への切り替えとその後の娘の丁寧語での「応答」（またその逆）は、「父と娘」という関係の中で相容れがたい行為を両者で分かち持つときにあらわれた。すなわち、その場に生じた緊張感あるいは違和感のようなものは、「父と娘」の関係で「応答」しあうのではなく、異なる関係で「応答」しあう必要性に応じてあらわれてきたかのように感じられるものだった。以下、ある関係で互いに「応答」しあうことを、ここでは〝対話的関係〟と呼ぶことにする。

その違和感はそれぞれが同時に感じあったのかもしれないし、あるいは一方が違和感を抱いていることにもう一方が気づいたのかもしれない。しかしいずれにせよその違和感は、二人が分かち持つ二重の〝対話的関係〟（父と娘であること、前者が介護される側であり後者が介護する側であること）が共存することの葛藤を含んでいた。

そして丁寧語を使うことによって、結果的に「父と娘」の関係に少し距離をおくことができた。つまり病室に取り込まれた丁寧語は、両者にとって石田さんが父であることも、また介護される側であることもより自然に感じさせることに貢献していた。そのように丁寧語は両者にとって、自分の中で違和感を抱く異質な「声」のいずれかを押し殺すのではなく、むしろ矛盾する「声」の関係を共存可能にさせる新しい「声」であったと言えよう。

しかし丁寧語という新しい「声」は、両者にとって、石田さんが娘に対して父であることや介護される側であることを、決して一時的にでも忘れさせたわけではない。また違和感が完全に解消されたわけでもない。ただ丁寧語によって新しい〝対話的関係〟が生み出されたことによって、両者に分かち持たれていた違和感を一時的にでも緩和させることができたことは確かである。

実際にこの時期の石田さんの丁寧語は娘に対してだけ使われていた。そのことは、石田さんにとって、娘に対して父であることと介護される側であることの、それぞれの「声」を単純には切り替えることができなかったということではないだろうか。特にその二つの「声」がいずれも娘を対話相手に持つ「声」だからこそ、共存困難だったのではないだろうか。葛藤とは何かと何かが向き合うからこそ、互いに無視できないからこそ生じる心の動きであるように、石田さんの場合も、むしろその異質な「声」が向き合い「対話」しようとしたからこそ葛藤が生じたのではないだろうか。

次章で見るように、石田さんの丁寧語は退院後の家庭の中でも使われるようになり、妻や息子、さらにはごく親しい友人に対しても使われるようになった。そしてその頃の丁寧語には、今までにないイントネーションが付与されるようになっており、それによって対話相手に与える印象も変わっていった。

「画廊」としての病室

石田さんの内科的症状がほぼ安定し、そろそろリハビリが始まるという頃、石田さんは日中の時間をもてあますようになってきた。その様子を見て娘は、幼い頃から絵を描くことが好きだった石田さんにスケッチブックとクレヨンをプレゼントした。しかし一度スケッチブックを開いてまず字を書いてみたところ、字が思うように書けなくなったことを知ってからは、絵を描こうと試すこともせず、しばらくスケッチブックは閉じられたままだった。

リハビリが始まって十日ほど経った頃、石田さんは再びスケッチブックを開いて字を書いてみた。すると前回よりも、字が字として見えるような形に書けるようになってきたことがわかった。それから石田さんは絵を描きはじめた。はじめはお見舞いにもらった花や故郷の町並みを描いた。しかし石田さんは細かな動作の調節ができなくなったため、何が描いてあるのかを他の人が見てわかるようになるまでには少し時間がかかった。

石田さんが一枚描くたびに、娘はそれをスケッチブックからはずして部屋に飾った。外出許可がおりるようになると、娘は石田さんを近くの山にドライブに連れて行った。病室に戻ってくると石田さんはすぐさまスケッチブックを開き、ついさっき見た山や道を描くようになった。そのようにして描かれた絵は、病室の広い出窓を中心に並べられ飾られた（109ページの図4-1は入院中に石田さんが描いた初期の頃の絵、そして図4-2は退院間近に描いた絵である）。

退院近くなった頃、一人の看護師が病室に飾っていた一枚の絵が欲しいと言ってもらっていった。そのことを石田さんはとても嬉しそうに家族に報告した。そしてそれ以降は、新しく描いた絵に対して、病室に入ってくる医師や看護師が気づいてくれることを期待した。

すべての医師や看護師から反応があったわけではなかったが、石田さんの病室に新作の絵を見るのを楽しみにやってくる看護師たちも出てきた。その中には以前は背を向けていた若手看護師たちも含まれていた。そして絵に対して声をかけてくれた人に、石田さんはその絵をプレゼントした。

石田さんの描いた絵は、それまで石田さんを恐れて足早に去っていった若手看護師たちを、より長く病室にとどまらせることに貢献した。そして石田さんも、彼女たちにたどたどしいながらもことばで何かを伝えようとする姿勢になっていった。以前より長くとどまるようになった若手看護師たちには、石田さんも看護師自身のことについて質問するようになった。たとえば、看護師の胸ポケットにささっているかわいいキャラクターのついたペンを話題にし、「みんな違うなあ」とか「おもしろいなあ」と声をかけた。看護師は当然みな同じ制服を着ている。しかし石田さんの目には、胸ポケットにさされたペンが、髪型や体型と同じくらいに看護師の個性として映ったのだろう。またペンのあいだから見える（またペンがあってかえって認識しにくいのだが）制服に刺繍された看護師の名前をのぞき込み、看護師の名前を呼んで確認した。そこからその看護師が何年目であるとか、出身地はどこかなどという話に発展することもあった。そして親しくなった看護師に対して石田さんは、忙しい彼女たちの身体を案じたり、素直に感謝のことばをかけたりした。

そのように石田さんと看護師（特に若手看護師たち）との会話は、絵の話題をきっかけに始まり、以前よりも、病室の中での彼女たちとのあいだにゆっくりとした時間が流れるようになった。石田さんは退院までにたくさんの絵を描き、そしてそれを病室に飾った。家族はいつの頃からか冗談まじりに、病室を「画廊」と呼ぶようになった

石田さんの絵は、それまで足早に去っていった看護師たちの足を止め、そのように病室にやってく

る訪問者とのあいだに、「医療文化の声」とは異なる「声」での対話を増やした。院内の「散歩」を通して、さらに絵をきっかけにして、家族は石田さんがなぜ家族や若手看護師に怒りを向けたのか、その意味を「脳損傷の後遺症」とは違うところに見つけはじめた。石田さんは相手から「医療文化の声」とは異なる質の「応答」を期待していたのではないだろうかと。

振り返れば確かに石田さんは、入院まもなくから「医療文化の声」とは異なる質の「声」を相手から引き出そうとしていたとも考えられる。教授回診があるときには、オーデコロンをつけ髪を整えて待った。医師たちに向かって、固く握った拳と力こぶを突き出し厚い胸板をたたいて見せた。あるときから病室を出るときには洋服に着替え、診療科のある人混みの中で過ごすことを好むようになった。親しくなった医師や看護師の身体を、病者である自分が案じて声をかけた。また検査で出会う初対面の医師に対して、不自由な発語ながらも冗談をふっかけた。それに対して頑なに「医療文化の声」での対話を続けようとする医師には、あからさまに不機嫌な顔をした。

石田さんは絵を描くことを始めてから、病室にいることを以前よりも嫌がらなくなった。入院当初の石田さんは病院からの脱出ばかりを口にしており、そして実際リハビリが始まってまもなく脱出を試みた。しかしそのときはまだほとんど歩けない状態であったため、病室から出てすぐの廊下で転倒してしまい、大きな音に気づいた看護師によって病室に連れ戻された、という事件があったほどである。

石田さんは自分で描いた絵を看護師にあげるとき、嬉しそうにそして少し自慢げな表情になった。たとえ病室の中であっても、絵を描くことは、石田さんらしく生活することを可能にしていた。

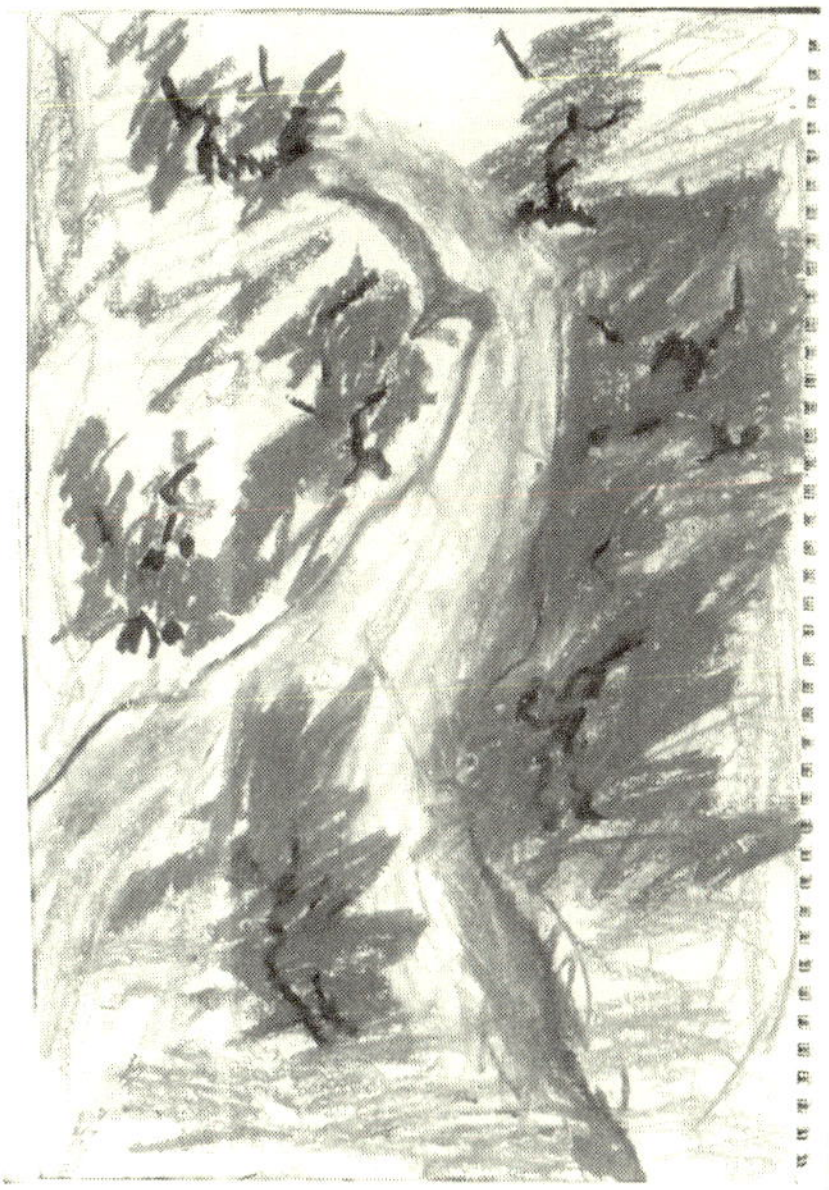

図4－1　入院中に石田さんが描いた初期の頃の絵

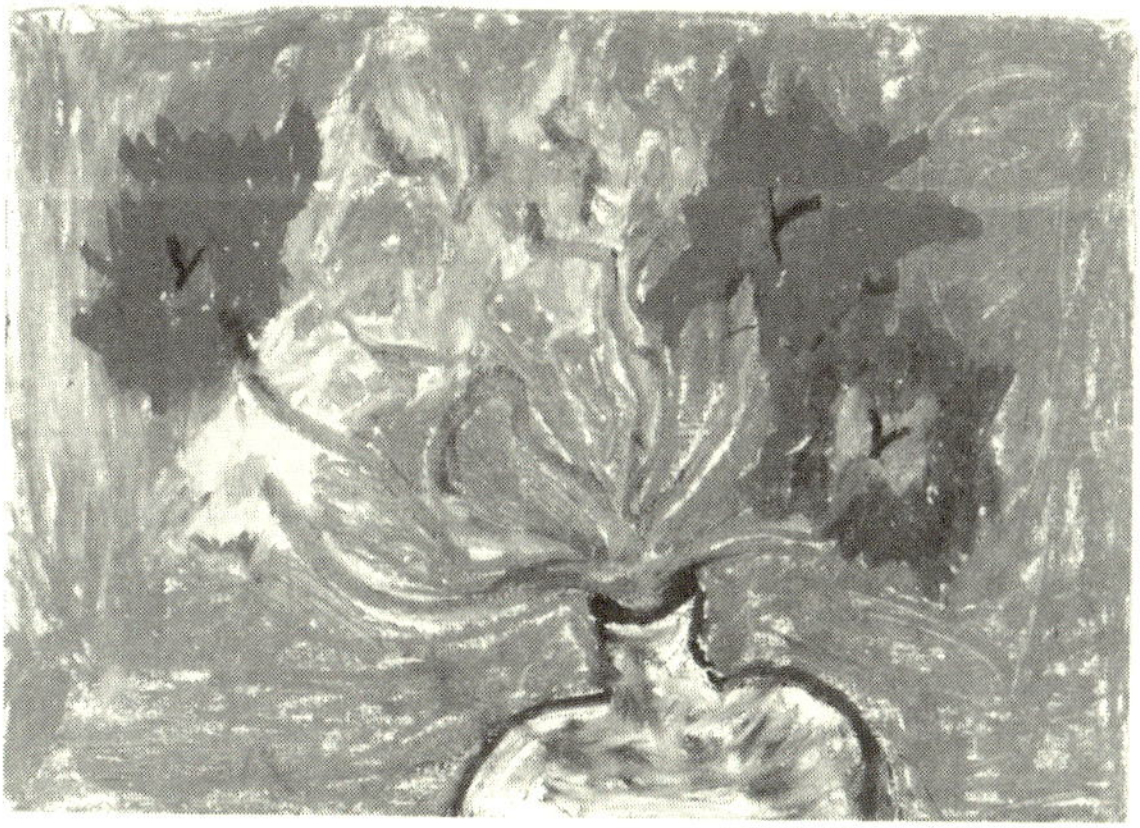

図4－2　退院間近に描いた絵

多様な「声」

「周辺的な声」

病室に新しく取り入れられた「声」である丁寧語、そして病室に飾られた石田さんの絵は、「医療文化の声」によるやりとりが「特権化」され硬直化していた病室のムードをいくぶんか和らげた。言い換えれば、丁寧語や絵は「医療文化の声」で単声化・硬直化していた病室に「医療文化の声」以外の声での対話を増やし、病室はより多声化した空間になった。そのことが可能になった背景には、これまで見てきたように、病院の中に「医療文化の声」とは異なる多様な「声」を経験できる対話相手、場、実践があった。

ここでは石田さんと娘が病院で出会ったさまざまな「声」について、特に「特権化」されている「医療文化の声」とは異なる質の「声」について取り上げ、それらと「医療文化の声」との関係について考えてみようと思う。

さてそれでは、どのような「声」が、「医療文化の声」の「特権化」の背後にあったのだろうか。その一部として、これまで「散歩」を通して出会った「声」を取り上げてきたが、ここではそれ以外の「声」について見ていきたい。

病室の中での石田さんは、医師や看護師の毎日の「定期的で公式の訪問」よりも「不定期な訪問」や「非公式のやりとり」を歓迎した。週に一度の教授回診は定期的とも言えるだろうが、同じことの繰り返しが続く毎日を退屈に感じるようになった頃の石田さんにとっては、特別なこととして、ほどよい緊張感を覚える一大行事であった。特に医師たちに自ら冗談を言って笑いを引き出せたときに最も満足な顔をしていた。また「三郎君」との晩酌も、本当のお酒ではないことを知っていたのかもしれない。ただそのような行為を病室の中ですることに、つまり病院においては非公式なことをすること自体に、喜びがあったのかもしれない。

ところで退院後の石田さんは、リハビリの具体的目標や回復の程度が見えないことでたびたび気分がふさぎ、リハビリに通う意欲をなくした時期があった。そのようなとき病院の待合いの場で他の患者と話すことを通じて、また他の患者同士のやりとりを耳にしたり目にしたりするだけで、自分の病気や障害の程度を具体的に確認でき、ときおりではあるが「まだ自分は軽いほうだから」と、自分を励ますことができた。

それらの対話相手、場、実践は、病院の中で「特権化」された声ではない。しかしそれらは、「医療文化の声」が「特権化」される中で、石田さんが患者であるという役割よりもむしろ固有な一人の人間としての自分らしさを感じられる機会を与えていた。それらはいわば「周辺的」でありながらも、「特権化」された声との関係の中でこそ生かされ機能していた。

介護者としての娘にとっても、「周辺的」な対話相手、場、実践は、病院生活において欠かせないものだった。特に石田さんと一緒に「散歩」に出かけて出会った「周辺的」な声は、病室の中だけの生活では気づかなかった、石田さんの怒りの異なる側面を見ようとするきっかけとなった。しかしそれだけでなく、娘にとって約11時間という自分が起きている大半の時間を過ごす病院で、しかも付き添いの家族という役割が中心となった生活においては、たとえ石田さんの病状が安定しているという望ましい状況であっても、苦痛として感じないで過ごすには工夫が必要だった。

その工夫として、病院の中で石田さんと離れて過ごす時間を作ること、石田さんと離れて過ごす場があることは役立った。その一つとして、病院に隣接する大学の図書館で過ごすことについては先に述べたとおりである。しかし病棟の中にも安心して石田さんと離れて過ごせる場所があった。それは病棟の中央部に位置する洗面所であった。この病院の洗面所は細長8畳ほどで、一度に三、四人の車椅子の人が利用しても狭さを感じないくらいの広さがある。入り口入ってすぐ左手前に給茶器が置いてある。その奥に六つの洗面台が並んでおり、洗面台の高さから上の壁はある程度の高さまで全面が鏡ばりになっている。洗面台と鏡はもちろん車椅子でも利用しやすい高さである。右の列は手前から順に、モップなど掃除道具を洗う深い洗い場が一つ、その隣にはステンレスの深めにつくられた洗濯用の洗い場が二つ、そしてそれよりも浅い炊事用の流し台が二つ並び、一番奥には三つガスコンロが並んでいる。

ガスコンロは10円で10分間利用できた。家族はそこで病院の食事を食べたがらない患者のために、あるいは患者の病院の食生活に彩りを添えるためになど、それぞれの理由で患者の好きな食べ物や飲み物を作っていたり、また付き添いの者が自分の食べ物を作っていたりすることもあった。石田さんの娘はそのガス台を利用して、高血圧に良いと言われている　柿の葉茶　を毎日煎じて作っていた。

それは娘が朝、病院にやってきて一番にする仕事だった。石田さんも、病院から出されるお茶よりも娘の煎じたその柿の葉茶を飲んでいた。

石田さんの娘は洗面所にいるとき、そこで洗い物をしたり花瓶の水を換えたりしている他の患者の家族や、雑巾やモップを洗ったりそこを掃除したりしている看護補助と、ときどきことばを交わすことがあった。そこで誰かと話をすることで、また他の人同士が話しているのを耳にするだけで、病室から出てくるときに石田さんと気まずいことがあっても、少し気分を変えて病室に戻ることができた。

また誰もいない洗面所で時間を過ごすことも、気分を変えて病室に戻ることに役立った。洗面所に置いてある椅子に腰かけ、ガスコンロにかけたやかんのお湯が沸くのを待ちながらただボーっとしていることは、奇妙な表現ではあるが、付き添いの家族という役割として自然な形で堂々と自分だけの時間を過ごせる方法であった。そしてその時間だけでも、父親の病気のことや今後の心配事などを忘れることができた。他の患者の家族も、ただボーっと過ごす姿はしばしば見かけられたが、お互いに近い距離に座っていてもことばを交わすことなく、ガスコンロの小さな炎が燃える音、お湯が沸いてくる音を聞いているのも心が落ち着いた。

また洗面所では患者の家族同士が何度もお互いに顔を合わせるうちに、自分の家族の病気やこれからの心配事などを口にする人もいた。その後も直接その患者本人と話をする機会はほとんどなかったが、にもかかわらず、ただその家族と少しことばを交わしただけでも、その患者や家族を応援したくなる気持ちが生まれ、患者とその家族を見かけるとお互いにそっとまなざしを送りあい励ましあうこともあった。

そのように「周辺的」な対話相手、場、実践は、「医療文化の声」の「特権化」された病院の中で積極的に機能していた。本書の「周辺的」という用語は、文化人類学的な視点から人間の学習について研究しているレイヴとウェンガーが提起した「周辺性」という概念からヒントを得ている。そこからさらに筆者が、ワーチの「特権化」という概念との力動的な関係のあいだにおいてこそ機能する概念として発展させたものである。そこで本書の「周辺的な声」という概念について詳しく見ていく前に、まずレイヴとウェンガーの「周辺性」という概念について紹介したい。

レイヴとウェンガーは、リベリアのヴァイ族の仕立て屋の徒弟制における共同的な学習についてフィールドワークを行なった。そしてその分析の結果、新参者が次第に一人前になっていく学習過程において は、共同体の他の成員との関係やアクセス可能な資源の変化などの要因を伴いながら、共同体へはじめは周辺的な参加から次第に十全的な参加へ向けて参加していく軌道をとることを示した。この理論を「正統的周辺参加論」と呼ぶ。

そしてレイヴらによると「周辺的参加」とは、共同体で可能な活動が限定されており、よって無力であるかのように映る一方で、周辺的であるからこそ他の共同体との結節点になり、他の共同体との交流の結び方に影響を与え、ひいてはそれが共同体のあり方にも作用する。したがって「周辺的」とは、決して瑣末であるという意味ではなく、十全的参加からは距離をおきながらも、それ独自の権力のあり方で共同体に貢献しており、それゆえに「正統的」な参加の一形態であるとして、次のように説明する。

共同体によって限定された参加の場における存在には複数の、多様な、多くあるいは少なく関わったりつつみ込んだりする仕方があるということである。周辺的参加というのは、社会的世界に位置づけられていることを示すことばである。……さらに、正統的周辺性というのは、権力関係を含んだ社会構造に関係している複雑な概念である。人がより一層強く参加するように動いていく場として、周辺性は権力を行使する位置にある。また、より一層の十全的参加からは距離をおかれている――これは社会全体をより広い観点から見ればしばしば正統的なことだが――という点で、権力を行使できない位置でもある。それ以上に、正統的周辺性は、関連する共同体の結節点だとも言える。こういう意味で、正統的周辺性は権力のもとであると同時に、無力さのもとであり、実践共同体間での結合と相互交流を喚起するとともに阻止もする、というところなのである。正統的周辺性のこのあいまいな潜在力こそが、この概念が通常は関係しているとは認められないような諸関係の結び目に近づくためのかなめになる役割を反映している（**Lave & Wenger, pp.10-11**）。

また特にウェンガーは、新参者に限らず共同体に対して「周辺性」を維持しながら参加する場合があることを取り上げている。おそらくそれを最もよくあらわしているのは、「非参加のアイデンティティ」という概念であろう。それについて説明しよう。

共同体にはなかなか自分の居場所を得られない参加者もいる。そしてその共同体の中心的な実践や集団からは離れた形で、まさに「隙間」に生じるように共同体が生まれ、そこで「参加しない」ということで自らのアイデンティティを保とうとする場合がある。しかしこれは共同体との関わりにおける一つのあり方であり、独特の「参加」の一形態である。つまり「非参加」とは「参加」の反意語ではなく、共同体に関わっていることを示す積極的な概念である。そしてこの「隙間的共同体」は、それを包み込む共同体に対して反省を促す契機となったり、また共同体全体の変容をもたらしたりするなどの潜在性を秘めている。ただし「隙間的共同体」が一つの参加形態として共同体に容認されていなければ、その潜在性は生かされることはない。またそこでは「非参加のアイデンティティ」という概念すら意味を持たなくなる。そして「非参加のアイデンティティ」を可能にするところが「周辺性」なのである。

このように正統的周辺参加論の「周辺性」とは、共同体が閉鎖的で硬直化した共同体になる方向に向かうことを阻止したり、ときには共同体全体を開かれたより柔軟性のある共同体として変革させたりするような、「あいまいな潜在力」を秘めたところとして描かれている。

そして本書で提示する「周辺的」とは、そのように正統的周辺参加論が提起した「周辺性」の積極的な意味合いに多くの示唆を得ているが、しかし異なる背景を持っている。たとえば、「周辺的」な対話相手、場、実践は、病院という医療文化の共同体に次第に「十全的」に「参加」していくことを期待されておらず、医療文化との関わりの中で常に独自のあり方として存在し続け、医療文化の参加者がときおり関わったり、立ち寄ったり、行なったりするところである。つまり、「医療文化の声」が「特権化」されているときに、あくまでも「周辺的」なところであり続けることに積極的な意味合いがある。

そのように「十全的参加」へ向かうことを意識した「周辺的」ではないところに相違点があるものの、本書で提起している「特権化された声」と「周辺的な声」の関係やそれぞれの特徴を捉える際には、正統的周辺参加論が有益な考え方を提供してくれる。たとえば石田さんの場合、特に病室の中で「医療文化の声」が「特権化」されることで、人々のあいだに他の「声」を受け入れにくい閉鎖的で硬直化した単声的な対話的関係に向かう力が働いていたとき、そのことに気づかせてくれたり、その力が強まることを阻止したり、またより柔軟性のある多声的な対話的関係を開くきっかけを与えてくれたのは、売店の店員であったり、看護補助の川村さんであったり、散歩で立ち寄る場所でのやりとりであったりと、病院の中の「周辺的な声」であった。

その場合、「周辺的な声」が「特権化された声」によって排除されるのではなく、「特権化された声」によって「周辺的な声」の存在が尊重されることが重要である。このこともまた、正統的周辺参加論において、古参者が新参者の「あいまいな潜在力」を認めることによってこそ、共同体全体の変容につながると主張することと相通じている。たとえば石田さんの「周辺的な声」が、医師や看護師など「医療文化」の専門家たちによって「応答」されたからこそ、石田さんは病室において自分らしく生活できる部分を持つことができた。

そのように、「周辺的な声」が硬直化した単声的な対話的関係から、より柔軟な多声的な対話的関係を開く可能性につながるのは、「特権化された声」が「周辺的な声」に気づきそれを受け入れ「応答」するときであり、まさに「対話」がなされるときである。したがって、「周辺的な声」は、「特権化された声」と対立する「声」ではなく、むしろ「特権された声」との「対話」を通して、相互に活性化されることで活きる「声」である。

ところで病院内にはさまざまな「声」が並存（共存）しているが、石田さんが入院した病院は、

「医療文化」の「専門家」が他の「声」に対して耳を傾け、あるいはもっと積極的に、互いにそれぞれの立場を理解するために役立っていると思われる制度がいくつかある。たとえばその一つが、医学生一年目の実習にある。医学生は一年生の7月の3日間、医師を支える人たちがどのような仕事をしているかを体験する実習があるという（病院の関係者によると、それは全国的にも早い時期から採り入れられているそうである）。具体的には、医学生一年生は看護師や看護補助の指導のもとで、患者の身の回りの世話や、病棟の清掃、タオル作り、事務への伝票の運搬などを体験する。

またこれは意図的になされているのかどうかわからないが、売店や自販機コーナー、「芝生の広場」、あるいは病院の送迎バスの中といったところで、医学生が患者と接触する機会がある。そのゆえ、先に紹介したように、売店で患者の車椅子を押すことになった女子学生のように、直接的な交流も起こりうるわけである。学生時代から患者と生活を共有する場があることは、生物学的医学から患者を診る前に、患者の特に生活面について多少なりとも知る機会となっているだろう。

さらに大学そして同じ敷地内に看護学校を持つこの病院は、医師と看護師とが学生時代からの交流があり、それが実際に「専門家」として実践を共有するときの信頼関係にもつながっているそうである。たとえば、病院での実習を始めとして教育の場における共通体験があるほか、サークル活動などを通しての交流がある。

また看護補助に対しても、患者とのコミュニケーションについての研修がなされているそうである。それには具体的な事例を扱ってのロールプレイングで、それぞれに役割を与えて演じさせ、それを通じて問題点や解決方法を考えさせる研修が含まれているという。

また私は付き添いとしての病院生活のあいだに、医師や看護師の複数の人から、受付、清掃係、売店の店員など、病院で「特権化された声」を専門に扱うものではないが異なる専門性で、つまり「周辺的」に病院の実践を支えている人々に対する感謝のことばを耳にすることがしばしばあった。それは本書の議論においては、互いの専門性に対する尊重であり、相手の専門性の「声」に「応答」する姿勢である。

さて、「三時間待ちの三分診療」と言われることがあるように、病院で過ごす時間の大半は診察の番を待つことに費やされる（さらに薬が出るまでも、長い時間待たなければならない）。石田さんの退院後の通院に付き添って、私も診察までの長い時間を一緒に過ごしたが、待合いの場で診察の順番を待つ人々のあいだには、想像以上にさまざまなやりとりがなされていたことに驚いた。たとえば、そこで趣味の仲間を広げていたり、入院中に知り合った者同士が再びで会って遊ぶ約束をしていたり、人気の少ないときには宗教の勧誘をしている人さえいたりした。

次に紹介するのは、診察室前の椅子で順番を待つ通院患者同士のやりとりである。一人の患者が隣に座っている患者に話しかけている。二人の会話から、前者は脳卒中で一年前に倒れたらしく、後者はいつのときかわからないが、やはり脳卒中で倒れたことがあるらしい。前者の患者が話の途中から少し語気を強めて次のように言った。

だめだよ。自分から検査してくださいって言わなきゃ。医者なんて患者一人一人のことなんて覚えていないんだから。だからわしも自分で言ったんだ。「先生、ＣＴ撮ってよ、もう一年になるよって。」そしたら「えっ、そう？　もう一年？」だってさ。全然覚えちゃいないんだから。自分で言わなきゃ、心配なら。そうだよ。

そして話しかけられた患者は、なるほどと納得したように大きく首を縦に振ってうなずいている。これは医師あるいは病院との関わり方のコツを教えてくれるやりとりとも言えるものだが、またこんな人も見かけた。診察のときに医師と納得のいくコミュニケーションがとれなかったらしく、そのことを他の患者や通りかかる事務員に繰り返し同じ話をしていた。それはまるで、医師とのあいだで満たされなかった自分の気持ちを、誰かに聞いてもらうことで何とか埋め合わせようとしているようだった。また通院時に何度も顔を合わせることでなじみとなる受付の職員、その彼女たちと話をすることを、骨の折れる通院の楽しみにしている患者もいた。

そのような待合いの場でのやりとりは、結果的に専門的な「医療文化の声」とそれに対して素人である患者との関係を、ときには補うように、またときには活性化させるように機能していた。

この病院では、診療科全体の待合いの場と、さらに名前を呼ばれると入ることができる、それぞれの診療科の担当医の診察室前にも待合いの場がある。後者の待合いの椅子には、医師の専門性によって患者が振り分けられるため、似たような病気を持っている患者が集まることになる。この病院は大学病院ゆえに医師の専門はより細分化されている。そこでは同じ医師にかかっている患者同士が知り合いになり、病気や担当医について話をしている姿もよく見かける。そのやりとりから、たとえばその医師が患者と比較的ざっくばらんに気安く話ができる人かどうかなど、その医師のタイプについて事前に知ることができることもある。あるいは直接的にそのやりとりに参加せずただ聞いているだけでも、自分も知っている医師や同じような病気の話題を耳にすることで、お互いに仲間であるといった連帯意識のようなものが湧いたりする。

地域の小さな病院の待合いの椅子では、顔なじみの人が集まりやすいということで会話が生まれやすいことはあるだろうが、この病院はさまざまな地域から人々が集まる大学病院にもかかわらず、はじめて出会う人々のあいだでも比較的会話が生まれやすいように感じられた。このことには物理的な条件（椅子の並べ方、椅子と椅子のあいだの距離、待合いの場の広さ、窓が大きくて開放感がある）も含めて、ほかにもさまざまな要因があるのだろうが、同じような病気を持った仲間同士ということもあるのではないだろうか。

さて、最後に紹介する待合いの椅子での会話は、「医療文化の声」を日常化させ、それによって患者が「医療文化の声」により関わりやすくなっている「周辺的な声」と言えるような会話である。

あるとき、石田さんの通院に付き添って待合いの場で座っているときのことである。初老にさしかかったくらいの二人のご婦人が話をしていた。石田さんと私はその方たちの向かい側の列の椅子に腰かけていたが、そのあいだは一メートルもないため、二人の会話はよく聞こえた。どうもそのうちの一人は「骨粗鬆症《こつそしょうしょう》」が心配で、今日はじめて診察を受けに来たらしい。その二人のご婦人の真向かいで私たちの隣に腰かけていた、おそらく同じ年頃であろうご婦人が、突然そのやりとりに参加した。

あなた、骨粗鬆症？　検査に来たの？　はじめて？　私もそれで通ってるんだけど。あのね。きれいな色した薬がもらえるのよ。おいしそうな色でね。私、長いこと飲んでるけど、それで少しは良くなったみたい。

話しかけられたご婦人は、これからはじめて受ける診察の結果、おそらく医師から処方されるだろう薬が「きれいな色をしたおいしそうな薬」だと教えられると、「へえっ」と少し意外な様子で驚いた顔をした。そして同時に、それまでの心配そうな表情から、ぱあっと明るい表情に変わった。「骨粗鬆症」という医学用語に、「きれいな色をしたおいしそうな色の薬」という、より日常的なことばが添えられたことによって、これから診察を受けて下されるであろう、素人にはわかりにくい診断名であるいわば「医療文化の声」が、よりなじみやすくより身近に、そしてより扱いやすいものとして感じることができたのではないだろうか。

そのように、特に同じような病気の者同士が集まる診察室前の椅子では、患者やその付き添いの家族が、医学的なことばと日常的なことばとを織り交ぜてお互いに情報交換していることがある。しかし先ほどのご婦人の例のようには、その情報が良い結果をもたらすとは限らず、逆にそこで知った情報から、現実の厳しさに直面させられ不安な気持ちになることもあるだろう。にもかかわらず、相手も自分と同じような病気で苦労していることは、医師から告げられる情報とはまた違う説得力があるのではないだろうか。

以上のように、「周辺的な声」の例として取り上げた待合いの場で語られる会話は、患者と「医療文化の声」との関係を補ったり活性化させたり、また「医療文化の声」をより日常化させたりする働きをしていた。

石田さんも通院するようになると、待合いの場で、入院中に顔見知りになり今では互いに通院患者となった相手となつかしそうに挨拶を交わしたり、お互いの体調や現在の生活について報告しあったりした。またそこで他の患者と話すことを通じて、自分の病気や障害の程度を具体的に位置づけることができるときもあった。そしてときおりではあるが、自分は軽いほうだからと、自分を励ますこともあった。

しかし石田さんにとっての待合いの場での一番の楽しみは、何よりも人と人とのやりとりを見ていることだった。石田さんが杖での歩行が可能になってからは、そのゆっくりとした足取りや、ときどきバランスを立て直すために立ち止まることが、ますます多くの人のやりとりを目にする、耳にする機会を増やした。そして「いろんな人がいるなあ」と感心したようにつぶやくのである。

また石田さんが入院中に経験した「周辺的」な対話相手、場、実践は、退院後の社会生活への移行を比較的スムーズにすることに役立った。ことばで人と関わること、自分で買い物をすること、上手に転ぶこと、家でほとんど横になっている時間の多い毎日でも朝起きたら髪を整髪剤で整えヒゲを剃って身だしなみを整えること、絵を描くこと、そしてそれを人に見せる楽しみなど。

退院後、通院するようになってからも、川村さんや売店の店員と話をすることは、骨の折れる通院の楽しみの一つであった。また芝生の広場や病院の廊下での歩行練習は退院後も続けられた。そして娘の付き添いなく一人で通院できるようになってからの病院での時間の過ごし方は、さらにバラエティに富んでいった。入院していたときには横を通る必要がなかった正面玄関の総合受付の女性たちとも顔見知りになり、おやつの差し入れを持っていったこともある。また病院の花屋で花を買い、この病院に入院している知人の見舞いに出かけた。外来診療科の受付の職員と冗談を言い合って楽しんだ。レストランで食べたいものを食べ、喫茶店で一人時間を気にせず過ごしてゆっくりとおいしいコーヒーを飲んだ。家族のおみやげに喫茶店でケーキを買って帰った。何気ないことであっても、病気をしてから病院以外の場所へ一人で行くことができなくなった石田さんにとっては、病院での生活が貴重な社会生活、社交生活の場となっていた。

そのように、「医療文化の声」が特権化される病院での「周辺的な声」との関わりは、病院を出てから病者あるいは障害者として生活する上での具体的な準備の機会であり、石田さんにとっては、家以外の唯一の社会生活の機会でもあった。

「特権化された声」

これまでは主に「周辺的な声」について扱ってきたが、再び「特権化された声」についての話に戻そう。

ワーチが指摘するように社会学的観点からすれば、たとえば医療現場のように、「特権化」することがシステム全体の「合理性」や「再生産」を目指すためには必要な方向性であり、また実践の「専門性」や「一貫性」あるいは「権威性」を維持するためにも、ある「声」が「特権化」されることが望ましい場合がある。あるいは日常生活においても、発話が他者に理解されるためには、そしてその理解の安定性を保つためには、ある程度一意的な「声」に、つまり単声化に向かうことが必要なときもある。しかしときにそのような諸要因が重なり強まり、対話的関係の極度な「特権化」となることによってもたらされる弊害が出てくることも事実である。

たとえば、「特権化」が極度な場合、バフチンのいう「権威的な言葉」が示唆するように、また家族の石田さんの怒りに対する初期の頃の一意的な捉え方のように、人々のあいだで共有されている「声」が他の「声」（異なる意味の可能性を持つ「声」）との接触能力を失い、人々の関係も閉鎖的で均質的な対話的関係へと向かう危険性が生まれうる。

そのように、これまでは「特権化」されることに対して比較的否定的な意味合いを持つ事例を多く取り上げてきた。しかし「特権化」がもたらす利点も決して少なくない。以下には、石田さんの場合の、むしろ「特権化」が利点となっていた例を取り上げる。ただし、繰り返しになるが、その利点も極度に利用されるとき再び危険性を帯びうるのである。

したがって「特権化された声」の利点は、「合理性」や「再生産」と同じく、度合いによって、また場合によって、常に危険性とつながる可能性を持っている。またそれは「周辺的な声」が常に「特権化された声」との関係の中で意味を持つように、「周辺的な声」と「特権化された声」とがそれぞれに単独で機能するのではなく、互いが互いの存在を意識して（つまり対話して）機能していることにこそ意味がある。

さて、「特権化された声」がむしろ利点として機能している例として、とりわけ専門性、権威性に対する信頼と関係しているのは、石田さんが自分の回復状態について、他の誰よりも医療の専門的立場の人々から良い評価を得られることを喜んだことであろう。そこには、医師だけでなく、看護師、理学療法士、言語聴覚士といった、石田さんの回復に関わる専門的立場の人々すべてが含まれている。

また「特権化された声」は、物理的環境にも関係している。石田さんが一人で外出できない理由は、体調がときおり不安定になることにもあるが、大部分は物理的環境とそれに関連して人的環境にあった。退院し病院を一歩出た世界での車椅子あるいは杖での生活は、わずかな段差、階段、斜めに傾斜している歩道、和式トイレといった物理的環境が自らが障害者であることを体験させた。また車椅子に乗っている人に対する関わり方に慣れない人、関わることにためらいを示す人、まだその当時は車椅子を奇異な目で見る人も多く、そのような人的環境が石田さんにとって苦痛として感じられ、退院後の数年間、歩行がかなりつらい状態でも車椅子に乗ることに極力抵抗を示した。そういった物理的そして人的環境の中で、石田さんは特別な存在として浮き上がってしまうのである。

一方、病院の中は当然のことながら、病者や障害者にとっての物理的環境は整っている。たとえば段差がない、エレベーターがある、身障者用のトイレもしくは洋式のトイレが必ずある。それゆえに、移動は快適であり障害物となるものがほとんどない。ところが物理的な環境だけではない。病院の中では、人々が車椅子や杖を使う人に対してより自然にさりげなく関わっている。つまり「医療文化の声」が「特権化」された病院では、障害者であることがより目立たない。これはある「声」が「特権化」されている中で、他の場所では目立ちやすい「声」が目立たず、それがかえって利点となっている例と言えよう。

ところで、ロシアの心理学者ヴィゴツキーが障害児の発達を論ずる中で「盲は盲児にとって正常な状態であって、病的な状態ではない。盲は盲児には、自分に反映される社会的経験の結果として、間接的に、二次的にのみ感じられる（ヴィゴツキー p.20）」と指摘したように、生物学的機能の欠陥は、社会的環境の中でいわば「二次的」に経験される困難によってはじめてその人にとって障害として経験されるのである。ヴィゴツキーは、生得的な生物学的機能の欠陥を持って生まれた子どもに対しては、社会の側をこそ教育することが重要であると説いたが、このことは石田さんの例を見るまでもなく、大人の障害者、そして中途から障害を負った者に対しても言えることであろう。

本書のフィールドワークを行なった1990年頃は、現在のように、バリアフリーという用語が日常語となっていなかった。しかしその用語が流布した現在でさえ、いまだ物理的環境が障害者が苦労しなければならない姿を作り出し、その人を特別な存在に見せていることも少なくないだろう。つまり、どんな「声」が「特権化」されているかは、どんな「声」が生まれやすいように物理的環境が組織化されているかにも関連している。それはバリアフリーの環境に限らず、たとえば石田さんが病室に飾った絵のように、物理的な環境もそこでどんな「声」が生まれるかの要因となる。

また「周辺的な声」で見てきたように、石田さんのようにある「声」が「特権化」された場においても居場所を得られない人が、それとは異質な「周辺的な声」が活性化されることによって居場所を確保できることがある。しかしそのまた一方で、「特権化された声」のほうがより生き生きとしていられる人もいる。たとえば、その人自身というよりもたとえば医師や教師といった職業的な役割を優先させ、それを権威として利用し相手に押し付けてくる場合がそうである。ところがそのような場合、「周辺的な声」がその人にとっては脅威として感じられるからこそ、権威を押し付けてくるということもある。たとえばその脅威とは、「周辺的な声」が異なる対話的関係を開くとき（たとえば役割を脱いで個人として関わることを求められるとき）、それは同時に新しい自分の「声」の発見につながることがあり、それがときに激しい葛藤を伴うことがあるからこそ、役割の持つ権威によって関わろうとする、ということがある。「周辺的な声」を自分自身に受け入れることは、それほど容易でないときもある。

ところで「特権化」はどのように示されるのであろうか。教育や指導を通して明示的に示されることもあるだろうが、また石田さんの例で見てきたように、その場での発言やふるまいがどう解釈されるのか、どんな「声」で「応答」しあうのかなどから、それとなく感じるときもあるだろう。

以上、「特権化された声」と「周辺的な声」の例について取り上げてきたが、私は具体的な「声」をそのいずれかに分類することに関心があるのではない。そして実際、明確に分類できるとは限らない。またたとえば、そのとき何を意味ある行為と見なすかによって、それまで「特権化された声」だったものが「周辺的な声」に変わりうるのである。ただどちらかの「声」になる傾向があること、両者の「声」の相互的な関係のあり方とその多様性、そして両者が関係しあうことによって開かれうるさまざまな対話的関係の質に関心があるのである。

「特権化された声」と「周辺的な声」の対話的相互関係性

さてここでは、「特権化された声」と「周辺的な声」の両者の相互関係性を中心に据えながら、これまで見てきたことをまとめてみたい。

本書では、「特権化された声」を社会言語学的視点から、つまりすでにそこにあるものとして捉えるのではなく、それが主体によって具体的にどのように経験されているのか、主体とその「声」との関係において捉えることに関心がある。そして「特権化」という表現は、ある「声」の「特権化」の背後に「応答」されない、あるいはされにくい「声」があることを示唆する表現として有益であると私は考えている。応答されにくい「声」となりやすいのが、たとえば「特権化された声」があるところでの「周辺的な声」である。

バフチンの思想を人間行動を把握する認識論として捉える文学理論家のマイケル・ホルクウィストは、バフチンの「権威的な言葉」のように他者とのコミュニケーション能力を喪失したことばは、「集団的自閉症」に向かうと指摘している。個人的には自閉症という表現が適切かどうかは議論の余地があるように思うが、彼が指摘するその状況とは、本書の議論に倣えば、「特権化された声」の基準に沿う者以外の他者を認めないという状況であろう。「特権化された声」における他者とは、たとえば「周辺的な声」もそれに該当するだろう。

言い換えれば、「特権化された声」が「権威的な言葉」となり、人々の対話的関係が硬直化することによって、いわば「集団的自閉症」におちいることがあるが、しかし他者の「声」、たとえば「周辺的な声」が「特権化された声」に「内的説得力のある言葉」として「応答」されるならば、多様な対話的関係が開かれうるだろうということである。

そのような視点からこれまで単声的あるいは多声的と呼んできた対話的関係性について、より具体的にそしてより相互関係的に捉えようとしたのが表1である。表1は社会的な「声」同士の対話的関係性において、「権威的な言葉」が「特権化」された場合に起こりうる危険性について、また「特権化」を利用する場合について（それは利点でもあり同時に危険性もはらんでいる）、そして「周辺的な声」が「特権化された声」に対して「内的説得力のある言葉」になる場合の利点について、それぞれの例をあげたものである。

ただし表1の分類は、先述したように「特権化された声」と「周辺的な声」の特徴を静的にカテゴリー化することが目的ではない。それぞれが単独で機能するというよりも、むしろ両者の相互関係性のあり方において見えてくる特徴があり、そしてそのように人々の対話的関係性はダイナミックであることを示そうとしたものである。

たとえば、ある社会的実践に関わっている人々のあいだにおいては、そこで中心となる実践の一貫性や専門性を維持するために、ある程度はある「声」を「特権化」することが必要である。しかし一方で、そのことによって他の「声」を受け入れず硬直化した均質な対話的関係を助長することにつながったり、極端な場合には「特権化された声」を基準として意味があると判断されたもの以外は排除することにつながったりもする。

しかしその実践の中にある「周辺的な声」が、そこにおいて生かされるならば、つまり「内的説得力のある言葉」として「応答」されるならば、極端な「特権化」によって生まれる危険を阻止することにつながりうる。そして場合によっては新しい基準が取り入れられ、より柔軟な対話的関係が生まれることもある。そのように本書では、実践における両者の「声」の関係性のあり方やその変化によ

表１　「特権化された声」と「周辺的な声」の対話的相互関係性

「権威的な言葉」が「特権化」された場合	「特権化」の利用（利点にも危険性にもつながりうる）	「周辺的な声」が「内的説得力のある言葉」となる場合
・他の「声」を受け入れず、硬直化して均質的な対話的関係を助長。 ・「特権化」に盲目的にさせ、他の「声」に気づかない、あるいは気づかせない。 ・ある特定の固定したものさしで物事を評価、それで測定できなければ排除するか、あるいは逸脱と見なす。 ・権力の一方向性の受容。 ・居場所を得られない人。 ・応答されない「声」。	・「合理性」、「再生産」の維持。 ・権威性や専門性の強化。 ・連帯意識の高揚。 ・曖昧さを減らし明確でわかりやすい解釈。 ・特定の意味や価値の共有からもたらされる互いの理解とその安定性。	・「特権化」に気づくきっかけを与える。 ・より他の「声」に開かれた、柔軟で多様な対話的関係の促進。 ・多様な「声」に伴う異なる評価のものさしの導入。 ・より多様なあり方での居場所を保証。 ・曖昧さに対する寛容性。 ・権力の双方向性。

って、多様な対話的関係が開かれうると考える。

またたとえば「特権化」が行き過ぎれば、石田さんが「医療文化の声」から逃れようとしたように、「周辺的な声」を求める極端な言動（激しい怒り、脱走など）を助長することもあるだろう。そしてそのような言動は、「特権化された声」に「内的説得力のある言葉」として「応答」されなければ、単なる逸脱と見なされるだろう（石田さんの怒りがはじめ後遺症と理解されたように）。

以上この章では、社会的な「声」同士の対話的関係について取り上げたが、それは次章以降に扱っていく内言としての自己の「声」が生まれる過程にも関係することだからである。次の第3章ではより直接的な社会文化的要因である、対話相手との固有な関係とその変遷について述べる。そして第4章では、「特権化された声」と「周辺的な声」との相互関係性について、自己の内言の「声」同士の関係において考えていこうと思う。

第3章　退院後の生活

この章では、石田さんの退院後の生活について取り上げる。はじめに自宅での様子を、次に言語療法室での訓練（入院時の訓練も一部含む）の様子を紹介し、その後、両者を比較検討する。また退院後に生まれた「声」についても紹介する。そしてそれらの事例をもとに、話すという行為を中心にして、話し手と対話相手とのあいだの、そして話し手自身における「意味と関わりの編み直し」というテーマについて考えていく。特に対話相手との固有な関係とその変遷を分析し、それが自己の内言の「声」とどのように関係しているかについて考えていきたい。具体的には、「声」はそれが生まれる過程において「誰に向けられているのか」、また「どんな声をその相手に対して向けているのか（向けたいのか）」という視点から見ていく。

「話すという行為」

退院後の自宅

石田さんは入院からおよそ3ヵ月後に退院した。そしてその後も慢性的な疾患の治療（高血圧、不整脈など、主として脳梗塞の再発防止）と、歩行と言語のリハビリのために通院を続けた。歩行の訓練は退院後四ヵ月間（その後、時をおいて短期間再開したこともあるが）、そして言語の訓練は退院後五年間続いた。さらにその間に右足の動脈が詰まっていることが発見され（閉塞性動脈硬化症）、再び同病院にて手術を受け約二ヵ月間入院し、退院後はその足の治療のために血管外科外来に約三ヵ月間通院した。

ところで、石田さんのように長期に病院と関わりを持つ患者と、短期に治療を終えて一時的に病院と関わる患者とでは、時を重ねるにつれて病院との関わり方において明らかな違いが出てくる。それは病院との関わりが日常生活の一部となるからだけではない。たとえば石田さんの場合、脳梗塞発症時から生計を立てるための仕事から離れ、またことばと歩行が不自由になったことからも、自宅を訪れる親しい人との交際以外に、付き添いなしで自宅と病院以外の場所で人と交わる機会がほとんどなくなっている。そのため、病院に出かけてそこで過ごす時間、その中で関わるさまざまな人々との関係が、他者と関わる社会生活の貴重な機会なのである。

石田さんは杖での歩行が可能になった頃に退院を迎えた（１９９０年11月６日）。自宅に着くと、道路から玄関まで６メートルくらいの、それまでむき出しの地面だったところに、車椅子の幅よりも少し広いコンクリートの道が造られていた。そのコンクリートの道は、車椅子でも移動しやすいようにとの家族の配慮で、障害者に対する市の補助金を利用して石田さんの退院に合わせて造られたのだった。石田さんは多少ふらつく足取りながらも、家族の予想に反して杖で帰ってこられたことが、さも誇らしげな様子で、その上をゆったりとゆったりと玄関まで歩いて行った（そしてこのコンクリートの通路は、五年後に右足の血管の手術をして車椅子を利用することが多くなるまで、石田さんが最も誇らしげに格好良く歩く場所の一つになった）。

退院後の自宅で、石田さんはさまざまなところで、今までとは異なる自分を経験することになった。磨かれて光る廊下の上では足がすくんだ。そしてそれには、病院のリハビリでは身につけなかった足の運び方の工夫が必要だった。ドアの取っ手やダイニングテーブルの椅子の背は、歩くときに身体を支える重要な道具になった（まもなくドアの取っ手はぐらぐらになり、新しいものに取り替えられた）。居間の入り口やトイレ、浴室の壁には、すでに市の補助金を利用してステンレスの手すりが取り付けられていた。しかしふらつく身体を支えるのに、どこにどうやって手を配置したらよいかは、これから見つけていかなければならない課題であった。また病前から料理が好きで自分が主導権を握っていた台所は、ほとんど他の者に占領され、それでも椅子に座って料理しようとしたが、テーブルの上には自分の作った料理がのらない日もあった。トイレに行くときやお風呂に入るときには、それはもう家中が大騒ぎになる。「転ばないように。気をつけて。ほらっ、危ない！」家族は石田さんから目を離せず、そして口も出さずにいられない。また病前には厳格で怖い存在の石田さんに少し距離をおいていた娘が、石田さんを一人家において外出することが心配でならず、外出しても帰ってくるなり石田さんの肩に抱きついてくるようになった。たとえばそのように、自宅に戻ってきた石田さんは、自分が今まで慣れ親しんだ家や家族をさまざまなところで違ったふうに経験していたようである。そしてそのことによって、以前とは異なる自分を感じることを何度も繰り返していたに違いない。

次に特に「話すという行為」を中心に石田さんの退院後の生活を紹介しよう。

「私は留守番です。家の人はいません。」石田さんは退院後五年経っても、知らない人からかかってきた電話にはそう答える。またセールスなど見知らぬ人の訪問に対しても、のれんやドアの向こうの玄関口に向かってそう大声で叫ぶ。それについて石田さんは、「仕事を辞めて家にいる自分が〝石田家のあるじ〟であることを知られたくない」からだと言う。ろれつの回らぬ口から発せられたことばは、皮肉にも、セールスの電話に有効だった。電話の向こうの相手は、石田さんがことばを発するとさっさと電話を切った。また後遺症でしわがれてしまった声を耳にした相手からは、「おじいさんですか？」と尋ねられることもしばしばあった。そう言われることは、病前まで実年齢より十歳くらい若く見られることを自慢していた石田さんにとって、病気や老いを感じさせる、腹立たしくまた傷つくことだったようだ。

退院後も今まで通り石田家にはよく人が遊びに来た。ところが友人を前にすると、親しい間柄であっても、石田さんの表情や身体には以前は見られなかった緊張した様子がうかがえるようになった。

それは一つには、テーブルの上を飛び交う会話になかなか自分が参加できないからである。やっと自分の番をつかんだと思って身を乗り出しても、さっとことばが出てこないために、結局誰かに出番を横取りされてしまう。そして仕方なく身体も発言も引っ込める。あるいは石田さんが話しはじめたとしても、次々とことばが流れて出てこないために、気づいたら他の誰かが自分の話の最後を締めくくっていたりする。

退院後に出入りする客のほとんどは、昔から家族のように付き合ってきた人に限られていたが、おそらく彼らはそのように緊張する石田さんの様子に気づいていない。また日頃から石田さんのペースに合わせて会話しようとしている家族でさえも、気づかないうちに石田さんを緊張させる場面を作っていたりする。たとえば客が来ているときには、コミュニケーションがスムーズにいくようにと、いつもより率先して石田さんがすっかり言い終わらないうちに通訳してしまうことがある。あるいは家族が客とのテンポの良い会話を楽しんでいるうちに、気がつくと石田さんを会話の傍観者にさせてしまっていることがある。

退院後まもなくの石田さんにとって「話すという行為」は、うまく話そうとする努力が必要なだけではなく、たとえばそのような発話環境におかれることで、緊張感と疲労感を味わう機会ともなっていた。つまり、家族もそして親しい知人も、石田さんが話をするときのいわば「障害物」になるときがあるのであった。しかしそれでも時間を共にすることが多い彼らとは、少しずつ互いに相手のペースを尊重しようと歩み寄っていくことができた。けれども、はじめて話をする相手や直接的でなくとも石田さんの発話を耳にした人からの反応は、そのつど自分の障害について感じさせられるものだった。石田さんがそれについて次のように語ったことがある。

私が話してもわからないんだな。相手が、はあ？って奇妙な顔する。笑ってごまかされたり。声を出すとみんなこっちを向く。返事だって私にじゃない。質問だって私にじゃない。付き添いの顔を見る。私がわかっているかどうか確かめるみたいに。半人前だな。本当に情けないなあ。話したくない。

家族や知人のあいだでは、次第に石田さんも会話の主導権を握って話せる機会が増えていった。そしてその過程においては、石田さん独自の会話スタイルもできていった。それについては後に詳しく取り上げるが、その顕著な一例をあげれば、石田さんが客に向かって話をするとき、家族の顔を頻繁に見て、客に自分の話が通じているかどうかを確認しながら話すようになったことがある。そのことに家族はすぐ気がついた。そして石田さんの話が相手に通じていないと思われたときには、家族が代わって言い直したり補足したりして、石田さんの会話の進行の手助けをする。この会話スタイルは、障害の程度が少し軽くなった五年後もまったく変わらない。しかしそのスタイルは、家族にとって、もはや石田さんの「くせ」のように、ほとんど意識されなくなっている。

以上は、石田さんが退院後、特にまもなくの頃に、自宅で日常的に経験することの一例である。興味深いのは、この石田さんの自宅での会話のときの様子が、次に取り上げる言語療法室での会話の様子とはいくらか異なっていることである。

言語療法室で

退院後石田さんは言語と歩行の訓練のために、週二、三回の割合で通院するようになった。退院後約五ヵ月間は娘が車で連れて行ったが、その後は時期尚早との声があがる中、やむを得ない家庭の事情で一人でタクシーを使って通院するようになった。

石田さんの担当の言語聴覚士（Speach-Language-Hearing-Therapist；以下STと呼ぶ）は須田先生（仮名）である。臨床心理学をベースに勉強されてきた女性で、石田さんの担当になった当時はSTになってから六年目（30歳）であった。

これから石田さんの言語療法室での発話の特徴について見ていくが、その前に石田さんの言語障害の程度について簡単に触れておきたい。入院後およそ四十日目に行なわれたSTによる検査結果によると、次のような特徴がある。運動性構音障害（言語音を作る器官の神経や筋がうまく働かない）の中の、タイプとしては失調性（喉頭筋のすばやい調節ができないため、声のピッチや大きさが規則的にはならず、話し方はゆっくりで単調、音は不明瞭）にほぼ当てはまる。さらには痙性麻痺性（特にパ行、ラ行の音がうまく出ない。呼吸が短く、話しはじめの音が爆発的になったり、語尾が急速に弱くなったり、がら声や鼻声もあらわれる）の症状がある。またそれと関連して嚥下障害（のみこみがうまくいかない）があった。具体的には言語音をつくる機関の微調整がうまく働かず、発声、響き、発語の速さ、アクセント、リズム、抑揚などに障害がある。全体的な発話の異常度は0から4の5段階のうちの2（0

が正常）、明瞭度は1から5の5段階のうちの3（1が明瞭度が高い）にあたる、中等度の障害であると診断された。

たとえば本書の冒頭にあげた退院後四年経った石田さんの日常的な発話の特徴は、短く慣用的な語句以外ははっきりと早く話すことが困難なために、全体的に比較的ゆっくりとした口調であり、早く話そうとすると音やリズムが崩れたり、相手とのタイミングが合わなかったり、即座に適切な単語が出てこなかったりなどして言い直しが多く、また空気の出し方の調節がうまくいかず、突然大きな声が出てしまったり、話している最中に唾液が気管支に入りがちで、むせ返ることもたびたびあった。退院後三年間くらいまでは、話しながらよだれが出ることもあったが、それは次第に少なくなっていった。声質については、特に疲れたときや夜になるとがらがら声が目立つ。書き言葉においては、次第によくなりつつも字は病前よりは歪んだ形をしており、文章においてはときおり助詞やことばの一部が抜け落ちたりする。

本書で多く取り上げた四、五年目の会話の言語障害の程度は、脳梗塞発症時まもなくよりは軽度になっているものの、まだ基本的な障害は残っている状態である。家族など頻繁に会話する機会のある人にとってはそれほど支障がないが、石田さんとの会話に慣れていない人にとっては、石田さんの発話は聞き取り困難なようで、相手から聞き返されたり聞き違いされたりすることが少なくない。また電話での石田さんとのやりとりは、家族でさえも聞き取りが困難なときがある。

ただし私がこれから取り上げる発話の特徴とは、検査によって診断される言語音の特徴ではない。また発声器官の状態でも、発話の文法的な特徴でもない。本書の関心は、発声器官といった生物学的機能や言語体系にのっとった正しい言語使用や言語と脳との関係ではなく、話すときの状況（特に対話相手）や話される内容にある（以下それらを「発話行為」と呼ぶ）。

発話行為を扱う理由は、本書が病者や障害者に限らず、人が「話す」ということが他者とのあいだの、そしてその人自身の中での、「意味と関わりの編み直し」の行為であることを示したいからである（その点については、石田さんは発音が不明瞭でことばの助詞などがときおり抜け落ちることはあっても、文法的に大きな問題がなかったことが本書の目的を可能にしていた）。

さてまずはじめに、須田先生が石田さんの発話行為（話すときの状況、話される内容）に対して抱いていた印象を紹介しよう。須田先生は特に訓練当初、石田さんは一方的に話す傾向があり、いわばアウトプットが多いが、情報を自分に取り込むインプットがしにくいため、一定の話題で会話が続けられないという印象を抱いていたようである。そして須田先生は石田さんに対して、情報をインプットすることを中心に指導していた。しかし石田さんの発話行為に対するそのような須田先生の印象と、同時期の自宅での発話行為とのあいだにはいくつか異なる側面がある。それらについては後で比較検討するが、その前にまず石田さんの言語訓練の課題の内容と、それに対する須田先生の評価を時間軸に沿って取り上げて具体的に見ていき、その過程で石田さんがどのように変わっていったか、あるいは変わらなかったかに注目していこうと思う。

言語訓練開始日は、入院して三週間目の１９９０年９月11日である。訓練当初はさまざまな検査や発語器官の運動、単語や単文の復唱といったことが中心であった（退院は１９９０年11月６日であるが、退院後も訓練は続く）。情報のインプットに関連した訓練課題として最初に与えられたのは、毎日、新聞の同じ箇所に載っている、タイトルのついていないコラム欄を切り抜き、それにタイトルを付けるというものだった（言語訓練開始時からおよそ一ヵ月半後の１９９０年10月30日より開始。次ページにその例を二つあげた）。以下の記述の中に「〜」という表示があるが、それは訓練に新しい課題が取り入れられたときを基準にして時期を大きく区切るための記号である。したがって、たとえば「1991.1.1〜」と記されている場合、その日から次の日付までの期間を指す。

この課題に対する須田先生の評価は、以下のとおりである。

—新聞のタイトル付けは、内容把握というよりも直感的につけているのみ、インプットの障害あり、失語ではないというが（1990.10.3〜）
—新聞の内容把握ほぼＯＫ（1991.4.17〜）
—新聞記事の内容伝達は、きちんと把握されずに直感的主観的（1992.1.9〜）
—新聞記事の内容の伝達を依頼するが、内容把握より主観的な思い出の話に移ってしまう（1991.6.17〜）
—新聞記事の内容把握は的確になってきた（1992.7.23〜）

さらに訓練開始日より五ヵ月目（1991.1.1）からは、自分で短歌を作っていくという課題が始まった。特に初期の頃の作品を以下に紹介する（参考までに、私は石田さんの短歌の大部分と、後に取り上げる作文については、１９９５年5月以降にはじめて読む機会を得た。ただしこの新聞記事の課題については、新聞を切り抜く手伝いをすることがあり、そのときに目にする機会があった）。

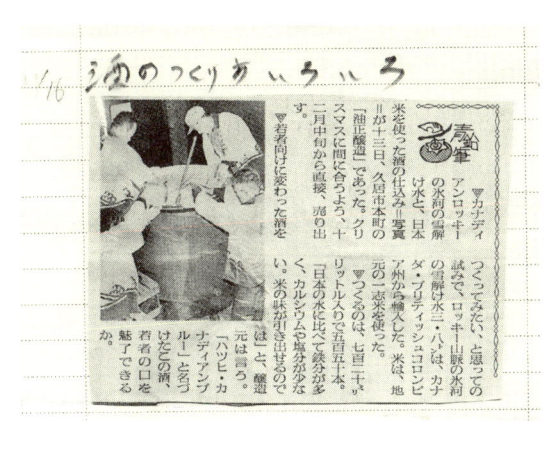

▼カナディアンロッキーの氷河の雪解け水と、日本米を使った酒の仕込み＝写真＝が十三日、久居市本町の「油正醸造」であった。クリスマスに間に合うよう、十二月中旬から直接、売り出す。

▼若者向けに変わった酒をつくってみたい、と思っての試みで、ロッキー山脈の氷河の雪解け水三・八トンは、カナダ・ブリティッシュコロンビア州から輸入した。米は、地元の一志米を使った。

▼つくるのは、七百二十ミリリットル入りで五百五十本。「日本の水に比べて鉄分が多く、カルシウムや塩分が少ない。米の味が引き出せるのでは」と、醸造元は言う。「ハッピ・カナディアンブルー」と名づけたこの酒、若者の口を魅了できるか。

［朝日新聞、1990年11月14日］

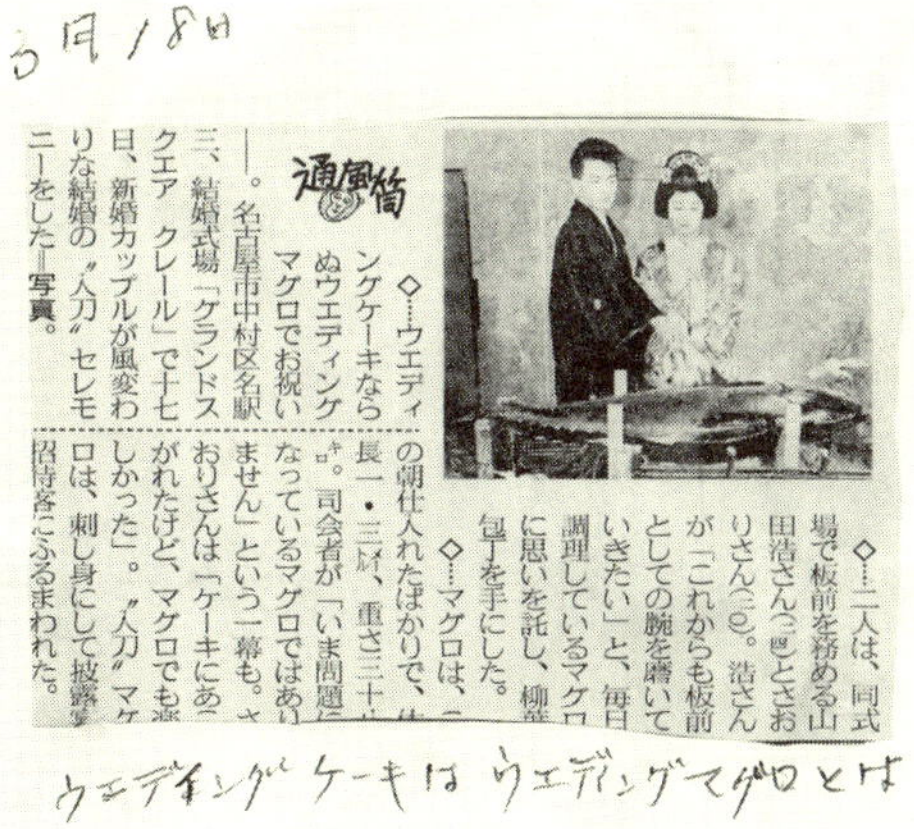

◇…ウエディングケーキならぬウエディングマグロでお祝い――。名古屋市中村区名駅三、結婚式場「グランドスクエア　クレール」で十七日、新婚カップルが風変わりな結婚の〝入刀〟セレモニーをした＝写真。

◇…二人は、同式場で板前を務める山田浩さん（二四）とさおりさん（二〇）。浩さんが「これからも板前としての腕を磨いていきたい」と、毎日調理しているマグロに思いを託し、柳葉包丁を手にした。

◇…マグロは、二の朝仕入れたばかりで、体長一・三㍍、重さ三十㌔。司会者が「いま問題になっているマグロではありません」という一幕も。さおりさんは「ケーキにあこがれたけど、マグロでも楽しかった」。〝入刀〟マグロは、刺し身にして披露宴招待客にふるまわれた。

［中日新聞、1992年3月18日］

図5　新聞のコラムにタイトルを付ける課題（字は病前よりも歪んでいる）

努力はしている
効果なし
一歩のところが足りぬ、いくじなし
(1991.1.8)

同情は真実かわからない
口には本気でいうが
相手より倍、力よくうける
それでうけていいものやら　疑問を持ちたい
(1991.2.15)

誰もが愛をぶちまけたい
差別がないからだ
わかるだけいいたい　訴えたい
必ず真はわかるだろう
(1991. 3.9)

無目的にどこへいくともなく

道知らず　ふらふら歩く
我人生はどこへやら
道、山、川と探し回る
わかったかな
（1991. 4.13）

これらの短歌に対する須田先生のコメントは以下のとおりである。

―短歌の内容はやや厭世的（1991.1.11～）
―当たらずといえども遠からず、Q＆Aで確認していく→抽象を具体にするように指示（1991.4.17～）

須田先生には、このような石田さんの短歌が「愛」とか「真実」といったことを話題にした、須田先生の表現を用いれば「主観的」「抽象的」で「当たらずといえども遠からず」の内容が多く、言いたいことがわかりにくいと受け止められており、そして石田さんは具体的な事実に即した内容を話すことができないと評価、具体的な内容にするようにと指導する。たとえばそのつど質問をすることによって、石田さんに内容についてわかりやすく説明するように求めている。

その後、訓練開始日より一年九ヵ月目（1992.6.17）からは、須田先生がアウトプットの多い石田さんのことを考慮して作文を書く課題を与えた。しかしまたその課題においても同様に、石田さんの書く内容は「主観的」「抽象的」「当たらずといえども遠からず」であるという須田先生の印象は、長いあいだ変わらなかった。石田さんは毎回便せん二枚かそれ以上にわたる作文を書いている。以下に、時期を隔てた二つを紹介する。ただし、ことばが抜け落ちたりして、わかりにくいところには、筆者が［］内に補足している。

〈作文1〉（訓練開始日より約一年九ヵ月目、1992年6月18日提出）

訳のわからない生活なんて何てつまらないんだろう。それに病院なんて、なまけ者扱いにみるなんて、味がなくつまらないだろう。［病院は］活気がある明るい夢が少なく別の考え方に有る［の］だろうが、余程忍耐と冷静な判断が必要なんでしょう。私事も、長いあいだ愛知医大に病気で通いましたが、健康なときと［自分は］変わっているなと、いろいろ考えさせられました。

ちょっと貴方様だけ［に］いったのです。

人の気持ちは大きく勉強しました。

変なことに牽制したり自分を守ろうとしたりして最後は、自分が負け、馬鹿をみる。浅ましい人間の後退の人生をふんでしまう。人間は自己判断を考えなければならない。その人なりに付き合うこともいいだろう。大人だから。私などは経験から生かしてみたいね。長所あり短所あり、いいじゃないですか。さまざまあって人間社会が［なり］たっているんだからね。貴方様だって、私なりにみています。いろいろとね。自分なり反省して、自分が満足すればいいじゃないですか。かなわなくても大きな美しい夢を持つことです。世の中には、八十、九十になっても［夢を持っている人が］あるんですから。私など驚きの一生を過ごすなんて。

そうあるべきでしょう。私は人生をあらゆること経験し、人間的に生きたたかって来ました。よくやって通して来ました。だから我人生、ジ・エンドかな。こういう様な気持ちにもなります。御免ね。

上記の作文とさらにほぼ同時期の作文に対する須田先生の評価は以下のとおりである。

―作文の内容が、すぐに抽象的な内容になってしまう → 具体的に書くようにと指導する、説明をもとめる（1992.6.18〜）

―作文のタイトルも抽象的なものを選ぼうとする → 具体的な内容に（1992.7.23〜）

〈作文２〉（訓練開始日より約三年五ヵ月目、１９９４年２月18日提出）

体が良い気になったり、悪くなったり、秒読みの命を待つのもじれったくなります。人は何のために生きるのかな。

ねえ、貴方様はどう思いますか。

毎日同じ仕事して反省して、前の夢に進めば生きがいが有るかな。よく忙しい忙しいといっているが、自分の反省を考えたことあるかな。寝るときは自分の考えをごま[か]してグーでの夢の世界に入ってしまう。だから忙しいのでしょう。努めて自分の時間をとることに重点をとりなさい。

私もいろいろ神経をつかうが、自分の時間をとるように努めています。大人病に応じて闘っているんだが、なるだけ楽しむこと考えています。でも私の性格ではね。朝起きて今晩の[食事の]用意とカタヅケ、手紙を書き、原稿を書いたり、でも無理をしないつもりです。用事が沢山ありますが、皆は私を遠慮しているようです。でもこまかい用事を持って来ます。

私は一人になるときは病院です。病院の待つ時間は、一人でいろいろ頭を使っていますが、刺激があってだめかな。

病院終わるとタクシーですーと帰宅して、仕事だから。私の心は刺激をうけるのが好きなのかな。でも貴方様も大いに刺激をうけなさい。自分の成長がありませんよ。

忙しいことは良いことです。ボーットしているとふけちゃうぞ。何時までも若くなって欲しい。凡人になって自分の仕事に責任を持って欲しいね。

書きたく何んとなくペンをとりました。


上記の作文に対する須田先生の評価は以下のとおりである。

—テーマ作文が内容的にまとまってきたとの印象、いいまわしも独特な抽象的なものだったが、かなり了解しやすいものになってきた（1994.2.18〜）

石田さんの作文は、須田先生から次第に内容が具体的になってきたと評価されてきたが、須田先生は言語療法室での石田さんの発話行為の特徴を、「病気による後遺症でセルフコントロールに問題があるのではないか」と捉えていた。

誰とどんな「声」で

異なる印象

言語療法室で須田先生が抱いていた石田さんの発話行為の印象と、同時期に自宅などで家族や友人が抱いたその印象とは、いくつかの点で非常に異なっているように思われる。

まず石田さんの言語療法室での発話行為の特徴の一つは、特に訓練初期、アウトプットが多く一方的に話す傾向にあることだった。一方自宅ではどうかと言えば、すでに一部を紹介したが、同時期からそして退院後しばらくのあいだも、家族や友人にアウトプットを遮られることこそしばしばあったが、一方的に話すという印象は持たれていない。むしろ石田さんは会話に参加するタイミングがなかなかつかめずに緊張していたり、会話の傍観者になったりすることのほうがたびたびであった。また言語療法室では特に訓練初期、情報のインプットがしにくく、一定の話題で会話が続けられないという評価を受けていた。ところが同時期の自宅では、家族からそしておそらく友人からも、そのような印象を持たれてはいない。

さらに石田さんは言語療法室では具体的な事実に即して話ができにくく、また書くことにおいてもそうであったため、須田先生からは「主観的」「抽象的」な内容になりやすいという評価を受け、具体的な表現をするようにと指導されていた。ところが家族や友人は退院後まもなくの頃から、石田さんが非常に具体的なことをよく覚えていることに驚いていた。家族や友人が意味している非常に具体的なこととは、たとえば「あそこにドライブにいったときに、峠の店でママが帽子を忘れた」とか「今日は冷蔵庫に鶏肉がまだあるけど、炒め物にするからあとピーマンを注文しよう」（近所の八百屋が配達してくれる）といった日常的な話題や、あるいはよく電話をかける知人の電話番号などのことを言う。家族のあいだではむしろ「記憶力に障害がなくてよかった」ということがしばしば話題になっており、日常生活ではいつも石田さんに頼って確認することも少なくなかった（たとえば電話番号、車で出かけたときの道案内など）。また「愛」とか「真実」とか須田先生の言う「主観的」「抽象的」な話題は、家族や友人のあいだでなされることはなかった。

また私は石田さんの短歌や作文をはじめて見たとき（1995年5月）、その頃の家族にはあまり見せない側面を垣間見た気がして驚きであった。またそのことを須田先生に話したところ、須田先生は石田さんが「どの人にも私と同じような関わり方をしているのだと思っていましたから、私も少々びっくりしました。」と感想を述べられた。

以上のように、ほぼ同時期に石田さんについての周囲の異なる印象があった。表2に、その印象を比較してまとめた。

表2　石田さんの発話に対して抱いた印象の比較

須田先生の印象（言語療法室）	家族や友人の印象（自宅など）
アウトプットが多く、一方的に話す傾向にある。	左のような印象はない。むしろ会話に参加するタイミングがなかなかつかめず緊張したり、会話の傍観者になったりすることがある。
情報のインプットがしにくく一定の話題で会話が続けられない。	左のような印象はない。日常的な会話ではすべてことばでなくとも身振りや視線などを伴って話題を共有し会話が続いている。
具体的な事実に即して話すことができない。作文の内容は「主観的」「抽象的」「当たらずとも遠からず」。	非常に具体的なことをよく覚えていて話す。日常生活で石田氏の記憶に頼っていることもある（電話番号、道順など）。

発話環境

次に言語療法室で須田先生を相手にするときと、それ以外のとき（自宅などで家族や知人を相手にするときや、外出先で見知らぬ人の前で話すときなど）との発話環境について比較検討しよう。それらは上記の異なる印象を引き起こしたことの参考となるだろう。

家族や知人とのやりとりの中では、石田さんが最後まで話すことを待ちきれない誰かが石田さんの話を途中で遮ったり、石田さんの通訳となったりすることがあった。言語療法室では、訓練の時間であるゆえ石田さんが話すことが優先され、むしろそこでは石田さんが積極的に話すことが期待されていると言ってもよいだろう。そしてそこには、石田さんと須田先生以外の第三者はいない。

また言語療法室で発せられたことばは、すべてとは限らなくとも、言語学や生物学的医学、心理学、言語療法の理論など既存の確立した知識体系の中で評価され、それが文字によって記録される。記録にあたっては、専門分野の表現形式にのっとってさらに洗練され、それが後に研究として同じディスコースを共有する仲間で（学会、研究会などで）議論される場合もある。そして専門分野のディスコースによって文字化され評価された石田さんのことばは、専門家からだけでなく本人や家族などからも、一般的に最も正統的な評価として見なされる傾向にある。

しかし言語療法室以外の発話環境では、石田さんの話していることがわかればよいのであり、ときおり正しい発音を指摘したりすることはあっても、それを評価したり記録したりすることはない（私は例外的に記録を残しているが、ただし石田さんの外にある既存の体系ではなく、石田さんの意味世界の中で捉えようとしている）。

さらに、石田さんは突発的に大きな声が出たりろれつが回らないときがあるのだが、外出先ではそのような声に振り返られ不思議そうにじろじろ見られたりすることがある。ことばを発することが、リハビリ生活の学習として周囲から期待されている一方で、ことばを発すること自体が「自分が言語障害者である」ことをそのつど経験する行為となる。そのため石田さんは、ことばを発することをためらうときもたびたびあった。言語療法室ではもちろんそのようにためらう必要もなく、むしろためらわずに声を出したほうが、自分の障害について、また訓練方法について、具体的に知ることができる。

以上の両者の発話環境の比較を表3にまとめた。

生物学的機能の障害と社会的機能の障害

石田さんのような脳卒中患者の〈障害〉と言えば、一般的に〈生物学的機能の障害〉を指し、障害を負った者を、〈生物学的機能の障害〉の改善に向けて努力する主体として捉える傾向が強いのではないか。それはたとえば、そのような患者のリハビリテーションが、患者の発話と脳の損傷部位とを諸科学（医学や言語学など）の体系にもとづいて比較分析し、患者の損なわれた脳の処理機能を活性化させるような機能訓練にあることからも明らかである。たとえば、言語体系にもとづく明確な発音

表3　発話環境の比較

須田先生が対話相手（言語療法室）	家族や友人などが対話相手(自宅など)
石田さんが話すことが優先され、むしろ積極的に話すことが期待される。第三者はいない。	話の途中で遮られたり、誰かが自分の通訳となって第三者に話をしたりする。
発話が既存の体系の中で評価され、それが文字によって記録される。その評価は一般的に最も信頼される評価と見なされる傾向にある。	石田さんの話していることばがわかればよいのであり、正しい発音を示すことはあっても、それを評価したり記録したりすることはない。(例外としての筆者も、既存の体系の中ではなく、石田さんの意味世界の中で捉えようとしている)
ためらわずに声が出せる。またその方が自分の障害や訓練方法について具体的に知ることができる。	ことばを発すると振り返られたり不思議そうにじろじろ見られたりする。ことばを発することは「自分が言語障害者である」ことを確認することになる。そのために声を出すことをためらうことがある。

になるようにと障害者の発話を訓練することである。

しかしこれまでに取り上げてきた石田さんの怒りや丁寧語が生まれた背景、そして退院後の自宅の発話環境に見てきたように、患者は〈生物学的機能の障害〉の傍らで、社会的関係の障害、言い換えれば〈社会的機能の障害〉を経験している。

言語聴覚士の遠藤尚は、ことばの社会的関係性の側面に働きかける言語治療を行なっている。たとえば、失語症患者とその家族を含めた相互交流をはかることを目的に、各地の言語聴覚士や保健師と協力して「失語症友の会」を結成し、また全国大会や海外旅行など失語症患者の社会的なつながりを豊かにする試みを企画実践してきている。遠藤は、言語治療の主流とも言える〈生物学的機能の障害〉に対する治療が、他者に働きかけ、他者とつながることによって意味を共有し、その関係を発展させていくことばのもう一つの側面を見落としかねないことを、次のように指摘する。

> ことばの障害を、音韻的・統語的・辞書的な諸規則に従って理解し分解できる側面だけに限って記述する治療理論は、障害老人をいわば「裸のまま」社会に送り出すものと言ってよい。人は日々、環境や状況との相互作用の中で（いわば社会関係という衣服をまとって）生活しており、その相互作用がことばの本質である意味や価値を伝達するからである（遠藤 p.210-211）。

実際、石田さんの場合も、〈社会的機能の障害〉が、言語療法室で行なわれる〈生物学的機能の障害〉の訓練に対する意欲をそぐ要因ともなっていた。本書において、言語体系の中に還元され話す主体ともまた対話相手とも切り離される自己完結的な「言語」ではなく、他者との関わりにおいて機能する具体的な「発話」に注目してきたのは、石田さんのような脳卒中患者の〈生物学的機能の障害〉が、同時に〈社会的機能の障害〉を経験していることを伝えたかったからでもある。

「声」の宛先──「学び」と「声」の視点から

言語療法室と自宅とそれぞれにおける石田さんの発話行為（話すときの状況、話す内容）や発話環境を比較検討したのは、言語訓練について何かを提言するためではない。私はこれらの違いを、佐伯胖の「学び」とバフチンの「声」という二つの視点から捉えたときに見えてくることに関心があるのである。

佐伯によると、「学び」と対比される「学習」とは、学習者本人の意図とは関係なく観察者から見て学習者の行動パターンが変化し、それがある程度持続していることを意味し、一方「学び」とは、学び手自身が学ぶことの意味を見いだし、対象に学びがいを感じて主体的に関わろうとする行為を意味する。

石田さんのリハビリの一つはことばであるが、「学習」の視点から捉えるならば、学習者である石田さんの発話を観察者が言語学的（たとえば文法的、意味的、語用的、音声的）な体系と照らし合わせて分析し、その体系とのズレが少なくなるように訓練したり、ときにはそのズレを脳機能との関係において分析したりと、それはどちらかと言えば〈生物学的機能〉を活性化させようとする言語訓練の視点である。しかしそれは話す主体とは切り離された、バフチンのことばを借りれば「誰のものでもない」そして「誰に向けられてもいない」ことばであり、それは主として情報の伝達に重きがおかれた認知的なことばの側面である。

一方ことばを「学び」そして「声」の視点から捉えるならば、それとは異なることばの側面が立ちあらわれる。たとえば石田さんは看護補助の川村さんにはたとえわずかなことばでも片言でもことばを積極的に用いて関わろうとし、逆に若手看護師たちには背を向けてことばを発しようとせず、また須田先生と家族が石田さんの発話行為に異なる印象を持っており、そして丁寧語がその場に流れる空気を変えたが、それらを石田さんなりの意味のある主体的な行為として捉えること、さらに誰に向けられているのかという対話相手の固有性を重視することである。

すなわちことばを「学び」そして「声」の視点から捉えることとは、石田さんが主体的にことばを用いている発話環境を吟味することであり、さらにバフチンの用語を借りれば、発話が「作者」を持ち、またそれが「誰かに向けられている」という視点から発話行為を捉えることであり、それはどちらかと言えばことばの社会的側面に、さらには心理的側面に注目することである。

以下においては、「学び」と「声」という視点を用い、石田さんが対話相手によって異なる発話行為をしていたことに注目することで、さらに何が見えてくるかについて考えてみたい。具体的には、石田さんが「誰に対して、どんな声を向けていたのか」ということ、そして対話者同士の関係について考えてゆく。それについては特に須田先生とのあいだで発せられた石田さんの「声」を中心に取り上げ、石田さんと須田先生との関係とその変遷の中で見てゆく。

須田先生に向ける「声」

石田さんはおおむね自分から積極的に言語訓練に通っていた。須田先生は、売店の店員や川村さんと同様に、石田さんが主体的に関わろうとしていた一人である。ところが石田さんがそうなったのは、訓練が始まってからしばらく後、特に文章を書く課題が始まってからのことであった。訓練当初は、検査や単語や単文の復唱などが中心だった。しかし、たとえうまく話せなくても、ことばでつながりたいという関心を最初に共有したのは、売店の店員や川村さんだった。売店の店員や川村さんとは、先述の佐伯のことばを借りれば、ことばの「学び」的関係から始まった。須田先生とはことばの「学習」的関係から始まり、次第に「学び」的関係になっていった。

石田さんは、それぞれの対話相手にどのような「声」を向けていたのだろうか。ここでは須田先生に対して向けていた「声」について取り上げよう。

石田さんは病前から、詩や文章を書くのは好きだった（だから石田さんは、文章を書く訓練課題を五年間も続けてこられたのだろう）。ところが病前も病後も、石田さんは自分で書いたものを家族に見せたり、あるいはそれについての話題を家族と共有したりすることはほとんどなかった。また石田さんは訓練課題の作文の中で、「貴方様だから話すのです」（〈作文1〉）あるいは「貴方様はどう思いますか」（〈作文2〉）といった、須田先生に話しかけている表現をたびたび用いている。

それらの作文については短歌と同様、私が研究のために見せてもらいたいと依頼した1995年5

月までの過去約五年間近く、家族は誰もそれを見たことがなかった。そしてその作文には、家族も聞いたことのないような、石田さんの自分の病気に対する苦しみや悲しみ、怒りなどが表現されていた。娘である私はそれを見たとき、石田さんが家族には語れない気持ちを知り、驚きと同時に胸が痛んだ。

そのような石田さんの発話行為を「学び」そして「声」の視点から捉えれば、石田さんは須田先生を自分の内面を表現する相手として選んでいたと言えるのではないか。言い換えれば、須田先生を、他の人に対しては向けない「声」を向ける対話相手として選んでいたということである。しかし石田さんの書くことと話すことに対して訓練当初、須田先生は「主観的」「抽象的」「当たらずといえども遠からず」で、具体的な事実に即して話題が続けられないと評価し、そして次第に具体的になってきたという評価に変わっていった。そこには、石田さんと須田先生とが互いに相手に期待する「応答」のズレがあるように感じられる。

しかし須田先生は、あるときから石田さんへの関わり方に迷いを感じはじめたと言う。須田先生によれば、はじめは石田さんに対して、「あくまでもSTとして関わろうとしていた」と言う。つまり言語療法室の「言語の先生」という役割としてのみ関わるということである。そのことの例として須田先生は、石田さんが訓練をしばらく休んでいたとき石田さんが何通か手紙を書いてきたが、それに対して返事を書かなかったことをあげられた。しかしそう考えていた須田先生も、次第に石田さんが自分に対して「言語の先生」としてというよりも、いろいろ話を聞いてもらえる「人間的なレベルでの関わりを求めているのだ」と気づいたと言う。

積極的に訓練に通いはじめてからの石田さんでも、ときおり訓練に通うことに迷いが生じることがあった。それはことばの回復があまり見られなくなった時期であり、実際、しばらく訓練を休むこともあった。また石田さんは「もう訓練に行くのをやめようか」、あるいは「別の病院へ通って別の方法を試してみようか」と真剣に悩むときもあった。石田さんのそのような迷いは、特に訓練を始めてから二、三年目に多かった。娘も石田さんからこのことについて何度も相談を受けた。娘は病院に通うことが言語の回復だけでなく、病院が石田さんの社会生活の貴重な場であることを思い、それを具体的にあげながら通院を続けることをすすめた。

また子どものときから人一倍努力家であったことを自他共に認める石田さんは、迷いを感じていた時期に限らず、いつも「ことばは努力すればするほど良くなるだろう」と信じていた。そして実際、非常に努力していた。しかし石田さんのことばもそして体調も、完全に治るということはほとんど不可能であり、またどれくらい良くなるかということは誰にもわからない。そして石田さん自身も具体的な目標が見えずにたびたび焦っているように見えた。ひょっとしたら石田さんは、一生たどり着けない目標を立てて、それに向かって行く努力をしていたのかもしれない。そう周りからも見えるほど、石田さんは努力していたのである。そのような石田さんの強い「努力信仰」は、「自分の努力が足りないからだ」と自分を責めたり、苛立って家族にあたったりすることにつながることもたびたびあった。

石田さんは結局、五年経っても強い「努力信仰」から抜け出せずに、しばしば自分を責めた。「努力信仰」と現実の差から抑うつ的になり、無口になることもときおりあった。家族は石田さんのそのような状態が長く続くと、怒りを向けられたほうがまだましだと思うようになった。無口になることによって、石田さんが自分の殻に閉じこもることのほうを心配したのである。そのように自分を責めるようになった背景には、石田さんが完全にことばが元どおりになると信じていたこと、また石田さん固有の具体的目標を持てなかったこともあると思われるが、周囲もまた「美しい話し方」へ近づくことにのみ、明示的な評価を与えていたのではないか。その明示的な評価を与えるのは誰というわけではない。「退院するということ」は「徐々に回復していくこと」という暗黙の一般的了解こそが、評価を与えている。

たとえば石田さんは、同じような病気で言語障害となった人が訓練で普通に話せるようになったことを新聞やテレビなどで知ると、自分はだめだなあとつぶやき、障害の種類や程度の違いについて考慮することなく、ただそのような人たちを目標にしていた。また一般的に病気にまつわる話題には、「回復」、「克服」、あるいは「完全復帰」と言ったような表現の「成功物語」にスポットライトが当たりやすい。石田さんはことばが思うように回復しないだけでなく体調もいつまでも不安定で、そして実際に仕事に復帰することはできなかった。そのような石田さんにとって「成功物語」は、頑張ろうという気持ちと同時に焦りや苛立ち、そして自分を責める刺激になっていた。

先述のように、石田さんは言語訓練に通い始めて特に二、三年目は、ことばの回復が見られず「もう訓練に行くのをやめようか」と悩んでいた。そしてそう言っては実際にときどき訓練を休んだ。ところが結局はしばらくたつと再び言語訓練に通い続ける。しかしその後もそれほどことばが回復したわけではない。ただ石田さんは言語訓練自体よりも、むしろ須田先生に会って話をするのを楽しみに通院するようになっていったのである。

ところでSTという仕事は、病気や事故によって突然ことばを失った患者を相手にすることもあるゆえ、そのような患者の心理的な側面に触れることが避けられない。患者によって、またSTによっても異なるそうであるが、石田さんの場合は、宿題として出される短歌や作文、そして訓練時間内の自由なおしゃべりの内容から見ても、STである須田先生に対してかなり心理的なサポートを期待していたと思われる。以下に石田さんが言語療法室で自由に話したことを、須田先生が〈フリートーキング〉という項目で訓練記録に記述したことを引用させていただく。石田さんの話す内容は、特に退院しておよそ五ヵ月経った1991年4月17日（訓練開始時からはおよそ七ヵ月目）以降、それまでの日常的な話題から一変して厭世的な内容が増えている。しかしまたある時期から、再び明るい話題が増えてくる。

1991.10.3〜　退院したい。

1990.10.30〜　奥さんとの話。仕事の話。友人とずっと話していること。新しい仕事について。忘年会。今後のこと。

［この間1990年11月6日に退院］

1991.1.11〜　正月の来客。歯科への通院。奥さんの仕事のこと。家族のこと。ドライブの話。自作の本［自叙伝］の出版。

1991.4.17〜　めまいがして体調不良。再発について。血圧の変動。自己コントロールがむずかしい。足下がふらつく。仕事のこと。昨晩奥さんとけんかして血圧が上がったこと。来客が多くて疲れる。息子の結婚。

1992.1.9～　お正月のこと。一日のタイムテーブル。生き甲斐。本の出版。

1992.5.14～　家族を集めて〝自分は死ぬ〟と告げた。病気になった自分が受け入れがたい。生きていく資格がない。仕事を断念した悔しさ。言語障害を持つ患者および家族の交流を持つ友の会へ誘うが石田さんは断る。何か作った作品を障害者の展示会に応募することをすすめるが乗り気ではない。

1992.6.17～　家族といても話すことがない。病前と比べ自分への接し方が変わった。喧嘩して急須を投げて割った。家族や知人が働いてくれているようす。電話が多くなった。対応が忙しくなってきた。死にたい。夜間外出して家族が探した。伊藤みどり。カリフォルニア地震。食事をつくる。手紙を書く。

1992.7.23～　体調が悪い。娘や息子が心配していること。出版の仕事が終わり、目標が見いだせない。空虚感。

1993.1.25～　出版の反響が大きい。出版記念パーティの打ち合わせ。たいへん感動的なパーティだった。挨拶グッドだった。めまい。ふらつき。眠いけど眠れない。オーバーワークになっている。

1993.4.22～　夜むなしくなって一人でお酒をのみにいく「須田先生には行ったと言っているが、実際は行っていない」。病前には味わったことのない感情。ドライブ。疲労感。世の人はうそつきだ。時折さみしくなる。東京に行くのをやめた。生きているうちに自分をわかってくれる人に物を分けたいと思い、皆に送っている。

1993.10.5～　外来の窓口の対応が悪く腹が立った。おいしいレストランの紹介。東京行きについて。

1994.2.18～　言語療法室でいろいろ話すと元気になる。娘の大学院合格。本、第二作目。体調について。ピアノをひいてみたが音感がなくて困る、情けない。

1994.12〜1995.9　体調不良、リハビリ意欲減退、そして入院によってしばらく訓練を休む。［この間、須田先生に課題として手紙を数回送っている。］

1995.9.26〜　2月から不調。6月から7月末まで入院。誕生日に温泉に行った。敬老の日にプレゼントをもらった。息子に双子が生まれた。娘の進学。家族のこと。山のこと。ハガキでの便りについて。

石田さんもそうであったように、脳卒中患者がしばしば精神的に抑うつ的になることは良く知られている。上記のフリートーキングの内容から、石田さんはそのようなとき、須田先生にその心情を共有してもらおうとしていることがわかる。また短歌や作文は、書くことを通して須田先生に対してそのような感情を表現する場となっている。須田先生によれば、ことばに障害がある患者の場合、心理的なカウンセリングの対象にはなりにくいそうだが、そのことからも、突然の病いからことばを失った患者に接するSTが、しかも病院の中で最も長くことばで接するSTが、患者から心理的サポートを求められる対象となるのだろう。そしてさきほど取り上げたフリートーキングにあるように、石田さんは訓練を始めてから三年五ヵ月目頃に（1994.2.18〜）、「言語療法室でいろいろ話すと元気になる」と須田先生に話している。この発言からも、石田さんが須田先生に会って話をすることを言語訓練に通う楽しみにしていることがわかる。また須田先生は石田さんのその発言に対して、訓練記録の中に「言語治療士の役割について考えさせられるひとときである」とコメントしているが、石田さんが言語訓練に通う楽しみについては、次第に須田先生にも共有されていったようである。石田さんが病院に行った日の夕食時に話題にする人が、川村さんや売店の店員から、次第に須田先生や訓練についての話題が多くなっていったことも確かである。

前述のように、石田さんと須田先生は、最初のうちしばらくは互いに相手に期待する「応答」のズレが続いたが、そのあいだでも（ことばの回復が見えずに一時期迷いはあったが）、次第に石田さんは言語訓練に通うこと（すなわち須田先生と会って話をすること）を楽しむようになった。訓練課題とは異なる側面で、また訓練課題を通して、互いに相手に期待する「応答」のズレが徐々に埋められていったのだろう。

それと関連して、石田さんが特に須田先生に対して、自分らしさを表現できたことを示す例がある。それは石田さんが宿題として与えられた課題の作文の中に見られるが、それは石田さんが須田先生に年上の自分から助言している箇所である。たとえば〈作文1〉の「貴方様だって、私なりにみています。いろいろとね。自分なり[に]反省して、自分が満足すればいいじゃないですか。かなわなくても大きな美しい夢を持つことです」といった表現である。須田先生は患者と関わるとき「人生経験の先輩として何か教えてもらおうという姿勢で臨んでいこう」と思っていると私に話してくださったことがあるが、そのような須田先生の構えは、石田さんの作文の内容とまさに呼応しているように思われる。特に病前には他人に助言する機会が多かった石田さんにとって、須田先生が自分を「人生経験の先輩」として接してくれ、自分の助言を素直に受け止めて聞いてくれることは、病後の新生活への移行が比較的スムーズにいった側面である。

石田さんは仕事ができなくなったことが退院後の最も大きな精神的打撃となっており、また「もう社会に役に立たない人間になった」、あるいはもっとあからさまに「自分は役立たずだ」と口にすることもあった。そのような精神状態にある中でも、石田さんはときおり、「須田さんは私を怖がっている」と少し誇張気味に、そして少し嬉しそうに家族に話すことがあったが、その石田さんのことばには、それまでの自分らしさを維持できる側面を須田先生と共有できたことの喜びが表われているようだった。

また石田さんは病前から家族のために食事をつくっていたが、一人暮らしの須田先生に「カレーライス」や「ウナギ丼」など、さまざまな料理の作り方を作文に書いたり、また言語療法室で説明したりしている。そのことも須田先生に対して、この場合は「料理の先生」として自分が教えることのできる話題であった。ことばの「学習」の点においては須田先生の「生徒」である石田さんも、ことばの内容においては須田先生の「人生経験の先輩」であり「料理の先生」であった。

次は石田さんが書く短歌や作文の内容のまた別の側面について見てみよう。先述のように、石田さんの短歌や作文は、須田先生からはじめのうち、「主観的」「抽象的」であると受け止められていた。また須田先生にとってその内容は「主観的」「抽象的」なため、石田さんは説明を求められることが多かった。しかし次第に須田先生から、「作文の内容が具体的でわかりやすくなってきた」、あるいは「テーマ作文が内容的にまとまってきたとの印象、いいまわしも独特な抽象的なものだったが、かなり了解しやすいものになってきた」という評価が与えられるようになった。

しかし石田さんの娘にとっては、訓練当初の作品（たとえば〈作文1〉）も五年後の作品（たとえば〈作文2〉）も、須田先生が言われるほど違って感じられない。そこで石田さんの妻にも〈作文1〉〈作文2〉とさらに他の作文を見せ、作文がいつ頃書かれたのか、またそれについての須田先生の評価については知らせずに目を通してもらった。するとやはりいずれも同じくらいに、具体的に石田さんらしさが伝わってくる内容であるという感想が返ってきた。このことは、須田先生によって次第に「具体的でわかりやすくなってきた」と評価された石田さんの作文であるが、石田さんの書き方自体が変化した部分もあるだろうがそれだけでなく、石田さんと家族とのあいだにあるように、石田さんと須田先生とのあいだにも互いに共有する意味世界が増えたと言える側面があるのではないだろうか。それによって、須田先生にとって、石田さんの作文が具体的に思えるようになったのではないか。

そして実際、互いに共有する意味世界は増えている。私は須田先生と話す機会があったとき、石田さんが別の作文の中で「カレーライスを作りながら貴女様[須田先生]を思い出しました」と書いていることを話題にしたとき、須田先生は笑いながら、「私もカレーライスを作るときは、いつも石田さんのことを思い出しますよ。」と言って、さらに石田さんに教えてもらった作り方の話をしてくれた。

以上、石田さんが「誰に対して、どんな声を向けていたのか」という視点から、須田先生とのあいだで発せられた石田さんの「声」について取り上げた。石田さんと須田先生は、訓練課題においては互いに相手に期待する「応答」がズレている期間があった。しかし石田さんは、言語療法室という日常では得られにくい誰にも邪魔されることなく自分のペースで話ができる場所で、また宿題の短歌や作文を書くことを通して須田先生に家族にも話していない自分の内面を表現した。そのことについての須田先生の印象は次第に変わっていったが、最初は石田さんは一方的な話し方であり、須田先生が期待する「具体的な事実」としては受け止められず、むしろ石田さんの書くことは「客観的」「抽象的」「当たらずといえども遠からず」と評価された。

石田さんのそのような「声」について、学び手自身が学ぶことの意味を見いだし、対象に学びがいを感じて主体的に関わろうとする行為としての「学び」という視点から捉えなおすならば、一つには石田さんが須田先生に対して他の人には向けない「声」を向けているのではないかという視点に立つことだろう。

次第に須田先生は、石田さんが自分のことを「言語の先生」としてだけでなく、いろいろなことを話せる「人間的なレベルでの付き合い」を期待していることに気づいていった。そして石田さんも須田先生に対して、「話し方を教えてもらう生徒」としてだけでなく、「人生経験の先輩」として、また「料理の先生」としての「声」を向けていった。特に後者の二つ（「人生経験の先輩」「料理の先生」として）の「声」は、病気によって大きく変わってしまった自分の、病前から変わらぬ自分らしい「声」の実現であり、同時にその「声」の他者との共有の機会となった。

以上のように、須田先生とのあいだでは、最初互いに相手に期待する「応答」がズレていたものの、自分を表現する短歌や作文を通して、次第に「生徒」としての「声」だけでなく、「人生経験の先輩」あるいは「料理の先生」といった異なる「声」が生まれ、より多様な（多声的な）対話的関係へと発展していった。

自分の「声」をつくる対話相手の選択

私は石田さんの須田先生に向けていた「声」から、話すということには、「自分の満足する『声』

をつくる対話相手を選択する行為」が含まれるのではないかという思いに至った。もちろん、必ずしも対話相手を選択する権利がすべてこちらにあるとは限らず、また結果的にその相手でよかったということもあるであろうし、逆の場合で結果的に自分では望んでいない「声」が作られてしまうことがあるのは、誰しも経験するところであろう。しかしその一方で、自分が「誰とどんな声がつくりたいのか」、あるいは「誰とならば自分が満足できるような『声』をつくれるのか」とまでは意識せずとも、私たちは対話相手を選んで話すということをしているだろう。

ところで、対話においては、聞く主体と話す主体とが明確に分けられるだろうか。私たちは聞きながら相手の言うことを理解するだけでなく、聞きながら自分なりの考えを作ったり、この人に対してはどのような言い方をしようかと考えたりと、聞きながらすでに内的に話す主体となっているのではないだろうか。そのように私たちは相手の話を聞きながら、それに対してどのような「声」を向けていくかの準備を始めている。そのことについて、バフチンは次のように言う。

> いかなる言語手段の選択も、多かれ少なかれ、受け手とその予想される返答の影響のもとに話者によってなされるのである。（バフチンb p.189）

つまり、バフチンは「発話」（「声」）を、それが生まれつつある過程においてすでに、受け手から予想される返答を想定しており、そのように想定する過程を経て実際の発話が実現に至ることを示している。そして受け手には話し手自身も含まれる。そのように、話し手も同時に話しながら聞き手になっているゆえに、聞き手ではなく「受け手」と表現しているのであろう。すなわち、「発話」あるいは「声」は、相手だけでなく自分自身にも与える感じ方や理解の仕方をある程度予測する過程を経て実現されるのである。バフチンは、その受け手の返答を先取りしようと思いをめぐらす話し手の様子を、次のように表現している。

彼［受け手］がどのくらい状況に通じているか、彼が所与の文化領域のコミュニケーションの専門知識をもっているかどうか、彼の見解と所信、彼の偏見（私たちの目から見ての）、彼の気にいること、嫌いなことを考慮する。なにしろこれらすべてが、わたしの発話にたいする彼の能動的な返答としての理解を決定するのだから。（バフチンb **p.182**）

このような受け手に対する考慮と受け手から予想される返答の影響のもとで、自分の「声」をつくるのであるからこそ、また同時に、つくられた「声」によって自分がどんな感じ方をするかを予測するからこそ、自分の「声」をつくる対話相手の選択は重要なのである。しかし、即座に即興的に相手にことばを返すことができない石田さんのような人は、その選択の自由度が少ないのである。

本節では自宅と言語療法室での石田さんの発話行為を取り上げ、「学び」そして「声」という視点から考えてきた。次節では、引き続きそれらの視点に立って、退院後自宅において生まれた「声」についていて見てゆく。

退院後に生まれた「声」

「秘密の特訓場」で始まった石田さんの丁寧語は、退院後の自宅においても使われ、また娘以外にも妻や息子、あるいは親しい友人に対しても向けられるようになった。しかしその頃の丁寧語には、以前にはなかったイントネーションが付与されるようになっており、それはややふざけたユーモラスな雰囲気を帯びていた。またそれ以外にも、いくつか新しい言い回しが用いられるようになっていた。次の項で新しくなった丁寧語について触れるが、ここではそれ以外の新しい言い回しについて取り上げる。

石田さんは退院後もしばらく、特に身体の移動に関しては介助が必要だったため、家の中で一人でいることがあらゆる面で難しく、ましてや一人で外出することはできなかった。しかし退院後五ヵ月目からは、時期尚早であると周りから心配の声があがる中、家族の事情でやむを得ず、石田さんは昼間一人で過ごすことになった。そして次第に病院にも、タクシーに乗って一人で行くことになった(病院以外の場所へは一人で行けなかったが)。

石田さんは病院に行った日の夕食時、必ず病院であったことを家族に報告する。その内容は、売店の店員や川村さんや須田先生のこと以外に、待合いの椅子で自分が誰かと話をしたことや、そこで目にしたこと耳にしたことなどが中心だった。次にあげるのは、石田さんがリハビリの待合いの椅子で話しかけてきた人について報告している様子である。

今日病院ですごい人に会った。なぜかというと、リハビリの受付前の椅子で、声掛けられて、「一人ですか?」って聞くから、「はい」って答えて、したっきゃ［「そうしたら」の意］、その人が「私は何年も植物人間だったんだ」って、「へえーっ。でもことば上手ですね。」「いやまだまだですよ。お宅も頑張ってね。」って、すごいなあ、びっくりした。

この石田さんの発話は、滑らかではなくたどたどしくときおりつまりながら、ときにはよだれをふきながらの発話である。そしてこの発話の中に退院後に顕著ないくつかの言い回しが見られる。一つは、自分と相手との対話をそのまま（まさにかぎ括弧をつけたような形で）報告することである。また聞き手が説明を求めているわけではないのに、「なぜかというと」と言って自発的に説明しはじめるのも特徴である。

さらにもう一つは、病後、発音が難しくなったラ行の音を使わないように、別の音で言えることばに代えていることである。具体的には、上記の会話中「そうしたら」（筆者の補足［ ］内）を、自分にとって発音しやすい「したっきゃ」という生まれ故郷のことばで代用していることである。それまで石田さんはときおり、「そうしたら、あーっ［「ら」がうまく言えないので少し困った様子］。そ、う、し、た、ら、ら、ら、たら、たら、たら、そうしたら」というように、何度も「ら」を練習しながら言い直すことがあったのだが、あるときから「したっきゃ」ということばを使うようになった。そして「したっきゃ」とは、石田さんによれば、岩手の生まれ故郷のことばであるらしい。脳梗塞で倒れる前の石田さんは、生まれ故郷の岩手のことばと、より長く生活している名古屋のことばとが混ざったような話し方だった。ところが病後はむしろ「ほとんど岩手なまりがなくなった」と、ときおり家族や知人から半ばからかわれるように言われており（それだけ意識的にことばを発しているのだろう）、そうであるからこそ、「したっきゃ」という言い回しが余計に目立つのである。

石田さんの病後のこのような言い回しの変化は、コミュニケーションをスムーズに運ばせるための、いわば「コミュニケーションの方略」なのであろう。「コミュニケーションの方略」とは、第二言語あるいは外国語習得の分野で使われる用語であるが、それは言語の学習者が自分の考えを伝えようとするときに、何らかの理由で正確な言語形式が利用できないとき、自分の限られた能力でまかなえる言語的あるいは非言語的な手段を意識的にとることを意味している。

タローンの分類によれば、「コミュニケーションの方略」にはたとえば次のようなものがある。

1　言い換え

・適切な語彙がわからないときに、それと共通点のある語彙を用いて相手にわかってもらおうとすること（たとえば水道管がわからず管と言う）。

・自分で新しい言葉を作ってしまうこと（たとえば風船がわからず空気ボールと言う）。

・正しい語彙がわからないので、その対象の特徴や要素を説明する。

2　借用

・母国語から逐語的に訳す

・母国語をそのまま用いる
3　相手に聞く
4　身振り手振りで示す
5　回避
・知らない項目や構造を使う考えについては話さない。
・ある考えを話していて続けられなくなったので途中でやめる。

石田さんの場合、たとえば発音が難しくなったラ行の音を使わないように話すことは、上記の分類の中では5の「回避」、特に音声学的な回避であろう。それはたとえば、日本人の多くが苦手とする英語の/r/音を用いたがらず、別の音を使って言える同義語を用いることと同じである。

ところで石田さんは、常に自分の言っていることが相手に通じているかどうかを気にかけていた。それは適切な言い回しがすぐに出てこないことがたびたびあるからである。そのような石田さんにとっては、直接自分が相手とやりとりした対話を（まさにかぎ括弧がついたまま）報告することや、また「なぜかというと」と説明をすることも、相手にわかってもらいやすいという点ではコミュニケーションの方略として機能している。さらに先述のように、石田さんが自宅に訪れてくる客と話すときに、自分の話が通じているかどうかを確認しようと、相手の顔よりも通訳である家族の顔を頻繁に見て確認しながら話すことも、コミュニケーションの方略の一つであろう。

また以上に取り上げた、特に相手がわかっているかどうかを気にかけながら話す工夫は、言語訓練室での須田先生とのやりとりの影響もあるのではないかと思う。なぜならこれまで見てきたように、石田さんの短歌や作文は、長いあいだ須田先生から「主観的」「抽象的」であり「当たらずといえども遠からず」だと評価されており、須田先生がそのつど石田さんに質問をして具体的な説明を求めていたからである。

そのように、病後に生まれた新しい言い回しあるいはふるまいは、石田さんが相手とのコミュニケーションをスムーズにすることに実際的にも貢献していた。しかしそれらは、石田さんの丁寧語とは質的な違いがある。なぜならそれらは丁寧語のように、対話相手に対して異なる「声」で向かい合うことを期待するような違和感や緊張感をその場にもたらすものではなく、そして実際、対話相手も石田さんと同じような対話形式に切り替えたりしないからである。

新しい丁寧語

石田さんが入院中に娘とのあいだで共有するようになった丁寧語は、退院後の自宅においても用いられたが、それは当初とは少し異なる印象を与えるものに変わっていた。

石田さんは自宅に戻った途端に、それまで「患者」であることによって少し影が薄らいでいた「石田家のあるじ」であることを再確認させられるようなあれこれに囲まれることとなった。たとえば、公共料金や配達される牛乳代金の領収書の宛名や、近所の回覧板に書かれている世帯主名といった日常的なものから、証券会社や不動産屋の勧誘、息子が部屋を借りるための保証人といったものまで、自宅に戻った矢先から石田さんは、「石田家のあるじ」であることの「証明書」や「証明する行為」に取り囲まれた。そしてそのような「石田家のあるじの証明」は、一見取るに足らないように思われるものでさえ、石田さんの退院後の家族関係の中でアンバランスさを感じさせるものだった。

厳格で威厳があり、家族にも知人にも頼りにされ、ときには怖がられていたほどの人が、突然病気になって仕事を辞め、周囲から圧倒的に世話をされる側になるなど、家族のあいだに病前とは異なる関係が生まれていた退院後の生活。その中で「石田家のあるじの証明」のように、病前から変わらぬままのこと、しかもそれがアンバランスさとして感じられることごとに、石田さんも家族も次々と直面することになった。

石田さんが退院する前に、そのアンバランスさを少しでも感じないようにとある程度予測して準備されたこともあった。玄関から車道までの空間は、雨が降るとぬかるみ、小石もごろごろしてつまずきやすいむき出しの地面であった。そこに車道まで直線で10メートルほどのコンクリートの道を作った。また家の中には、石田さんがよく通る場所やくつろぐときに横になるあたりに、立ち上がるときや歩行時の支えになるような手すりをつけた。トイレを和式から洋式トイレに変えた。そのように自宅の物理的環境を多少変えたことは、家族の新しいバランスを立て直すことにある程度役立った。なぜなら、それらは石田さんが障害者であることを示す環境であると同時に、石田さんを一方的に介護される側にはしなかったからである。

しかし「石田家のあるじの証明書」にまつわる家族内のアンバランスさは、たとえば実際には名義変更という形で、そこから石田さんの名前を消すことによって、新しいバランスに移行されていったものもある。

そのようにさまざまなところで新しいバランスに移行されつつあった退院後の自宅で、退院間近の病室ではほとんど聞かれなくなっていた「病人扱いするな！」という石田さんの怒りの声が、再び、ときには大きな爆発となってあらわれた。そのようなときのことを、石田さんは言語訓練のとき、たとえば次のように話している（退院は１９９０年11月６日）。

―昨晩奥さんとけんかして血圧が上がった。（1991.4.17～）

―病前と比べ自分への接し方がかわった。喧嘩して急須を投げて割った。夜間外出して家族が探した。（1992.6.17～）

そのような中で石田さんの丁寧語は、病院で用いられていたときと同様に、相手と互いに緊張感をもたらす行為を共有するときに用いられ、そしてやはりそれは相手からの丁寧語での「応答」と共に、その場の緊張感を緩和させる働きがあった。またそれは後に、娘に対してだけでなく、妻や息子、そして親しい友人に対しても使われるようになり、しかも石田さんが率先して頻繁に使用するようになった。その丁寧語は、たとえば話をしながらよだれが出てしまったときに、食べ物が口からこぼれて家族からそれを指摘されたときに、ことばがうまく出ずそれを教えてもらったときに、お風呂に入るとき衣類の着脱を手伝ってもらったときに、料理がうまくつくれなかったときの言い訳をするときなどにあらわれた。

石田さんの丁寧語は、それを聞き慣れていない妻や息子にとっては、はじめ違和感を覚えたようで「何それ?」「変だよ」と言ったような「応答」が返ってきた。しかし次第に彼らも、それが向けられたときには、自然に丁寧語に切り替えて「応答」するようになった。次第に家族の中での石田さんの丁寧語は、違和感を持たれてなくなっていった。ただし違和感を持たれなくなったというのは、家族が石田さんの丁寧語に対して丁寧語で「応答」しなくなったというのではなく、ただ丁寧語での対話形態がときどき起こることが、家族の中で自然なやりとりとなったのである。

さらに退院後四年目を迎えようとしている頃の石田さんの丁寧語には、以前とは異なるイントネーションが加わっていた。それは一語一語、文の終わりまでわざとらしいくらいにゆっくりと、しかも少しおどけた調子で話すというものだった。また家族もその丁寧語に対しては、少し笑いを含んだふざけた調子の丁寧語で「応答」する。そのように石田さんの丁寧語はこの時期、家族の中ではユーモラスな対話形態として、むしろ好ましいものとして受け止められている。そのように丁寧語での対話が自然なものとして、さらにユーモラスなものとして受け止められるようになっていた退院後四年半たった頃(1995年春)、石田さんは今度は足の痛みを訴えるようになった。検査の結果、右足の動脈が詰まっていることがわかり、再び愛知医科大学附属病院に入院し手術を受けた。手術は成功したもののなかなか足の痛みは消えず、さらに退院後に再び血管が詰まったために、その痛みはますますひどくなった。そしてとうとう歩くのが辛くなり、トイレに行くのも困難となった。

そこで家族で話し合い、小便の場合は屎尿ビンを使えばいいということになった。そして屎尿ビンを三つ用意し、一日のうちで石田さんが一番長く過ごす食卓の横と、テレビを見ながら横になるときの枕元と、さらには石田さんが夜寝るときの枕元と計三ヵ所に、蓋付きの箱（ゴミ箱として売っているもの）を置き、その中に屎尿ビン（蓋付き）を入れておくことになった。突然の来客が多い石田家であったが、蓋付きの箱のおかげで目に見えることも臭うこともなく、片づける人が誰もいないときでもあわてる必要がなかった。妻が仕事に行っているあいだの屎尿ビンの片づけは娘の仕事であった。屎尿ビンを使いはじめた頃の石田さんと娘の典型的な会話を次にあげる。

石田さんと娘は食卓の椅子に座っている。

石田1　「ちょっと……」と言って、食卓の横に置かれた箱に手を伸ばし、病気で動きがぎこちなくなった手でがたがたと音を立てながら屎尿ビンを取り出す。娘はあわててその場を立ち去り、隣の居間の引き戸を閉めて仕切りを作り、居間でテレビを見ながら待つ。

石田2　「終わったよ。」隣の居間にいる娘を呼ぶ。「はい。」と言って屎尿ビンを娘に手渡す。

娘　1　「はい。わかりました。」と、それを受け取る。

石田3　「はい、お願いします。」屎尿ビンを持って足早にトイレに向かう娘の背中に向けて言う。

このようなやりとりには、やはり丁寧語が使われている（娘1、石田3）。しかしこのときは、それまでむしろ好ましい違和感として分かちもたれるようになっていた丁寧語に、再び緊張感が戻っていた。屎尿ビンで用を足しそれを娘が片づけるという行為は、二人のあいだの丁寧語を再び緊張感を伴った「声」に変えた。しかしやはりこの丁寧語も、両者で分かち持たれた緊張感をある程度は緩和させることができた。この緊張感を帯びた丁寧語でのやりとりは、娘が石田さんの屎尿ビンを片づけるたびに、ほとんど判を押したようにいつも用いられた。ところが屎尿ビンを用いはじめてから一週間も経たない頃に、その決まったやりとりに次に示すような新しい対話形式が取り入れられるようになっていた。

石田さんと娘は食卓の椅子に座っている。

石田1　「ちょっと……」と言って、箱から屎尿ビンを取り出す。娘はあわててその場を立ち去り、隣の居間で待つ。
石田2　「終わったよ。はい。」居間から出てきた娘に屎尿ビンを手渡す。
娘　1　それを受け取り「きれいな色しているね。健康なしるしだね。」と言って、屎尿ビンにじっと目をやる。
石田3　「そうですか。」と少し嬉しそうに屎尿ビンを見つめる。
娘　2　「はい。じゃ片づけてきますから。」と言ってトイレに向かう。
石田4　「はい、お願いします。」

新しく取り入れられるようになったのは、娘の「きれいな色しているね。健康なしるしだね。」（娘1）と、それに対して少し嬉しそうに答える石田さんの「そうですか。」（石田3、丁寧語）である。娘の何気なく取り入れた「声」と、それに対して石田さんからの同意を示す「応答」によって、二人のあいだに尿尿ビンを介して、いわば「健康をチェックする」という新しい実践が生まれた。

この頃は石田さんが尿尿ビンで用を足し、それを娘が片づけるということに対して両者のあいだの違和感は少しずつ減ってきていた。それでもまだ、ある程度の違和感と、それによって生じる緊張感はあった。そこに生まれた石田さんの尿をめぐってなされる新しい対話形式は、丁寧語以上にその場に生じる緊張感を緩和させており、娘が尿尿ビンに目を向けないようにして足早にトイレに片づけに行っていた頃の会話にはない雰囲気を、その場にもたらした。

意味、そして対話的関係の交渉

この章の最後に、再び「学び」と「声」という視点から、丁寧語の変遷をもとにして「意味と関わりの編み直し」ということについて考えてみたい。

「秘密の特訓場」や「病室」、そして退院後まもなくの自宅で発せられた石田さんの丁寧語は、その場に一瞬張りつめた雰囲気を与え、相手に対して共有している実践の敏感さに気づかせた。またその丁寧語は、それが使われた後にその張りつめた雰囲気を緩和させもした。しかし退院後にも使われ続けた石田さんの丁寧語は、次第にイントネーションが変化し、その場にユーモラスな雰囲気を与えるようになり、むしろ好ましい違和感として受け止められるようになっていった。

また初期の頃の石田さんの丁寧語は、そのたどたどしい言い方に石田さんが「ことばの学習者」「ことばの障害者」であることを感じさせ、さらにその投げやりな言い方には、ことばが不自由になった自分を石田さんが悔しく情けなく思っていることが伝わり、周りの者も胸が痛くなるほど気の毒に感じるときがあった。

しかしイントネーションが変化した丁寧語は、つまり一語一語、文の終わりまでわざとらしいくらいにゆっくりと、しかも少しおどけた調子で話される丁寧語は、「ことばの障害者」であることをむしろ意図的に前面に押し出し、しかもそこに石田さんがユーモアを込めているように感じられ、そのため周りも痛々しさを感じず、好ましいものとして受け止められている。

そのように石田さんは、はじめ娘によって持ち込まれた丁寧語を自分なりのことばとして変化させ、利用していった。この丁寧語の変遷は、同じ対話形式が繰り返し用いられることによって、互いの関係を維持・強化する側面がある一方で、同じ対話形式が繰り返し用いられるたびに、互いの関係のそのつどの新しさを再吟味する側面があることを教えてくれる。そしてその新しさを対話相手に気づかせることに貢献していたのは、石田さんの丁寧語の場合はとりわけ、イントネーションだった。バフチンは、発話のイントネーションを、多様な意味の可能性を開く要素であるとして次のように述べている。

日常生活のことばのなかではイントネーションは、ことばの対象指示的意味から完全に独立した意味を持つことがよくある。内部に蓄積されたイントネーションは、それにまったくふさわしくない言語構成の中に出口を見いだすことがよくある。(バフチン c p.162)

それぞれの発話に固有のテーマは……語の意味や文法的関連に依ることなく、表情表現的イントネーションの力でもって完全に実現される。（バフチンc邦訳 p.163）

すなわち、発話はそこで用いられたことばの辞書的な意味や文法的な規則から独立していると言えるほどに、イントネーションに付与された表情はそれ独自の印象を受け手に与えるのである。たとえば、「大丈夫よ。」と相手に言われたとき、その文字どおりのことばの意味と、そこに付与されたイントネーションなどの飾りが（たいていの場合は、顔の表情や視線、身振りなどの非言語的な表現を伴って）与える印象が違うと、奇妙な感じがすることは日常的にも経験されることであろう。

さて、石田さんの丁寧語は、いったんイントネーションにユーモラスな雰囲気を帯びるようになったが、その後に足の血管の手術後に自宅で屎尿ビンを用いるようになったときから、再び緊張感を伴う「声」に変わったのであった。最初の脳梗塞の入院のときも、まだ石田さんがベッドから立ち上がれない時期には、石田さんは屎尿ビンを使いそれを娘が片づけていた。そしてそのやりとりも回を重ねて慣れたものかと思われたが、屎尿ビンが病院でなく自宅で使われはじめたとき、二人のやりとりに緊張した雰囲気が張りつめた。確かに娘にとって自宅で屎尿ビンを用いるということには抵抗があった。しかしそれ以上に、屎尿ビンの家への導入は、退院したら次第によくなっていくものだと勝手に抱いていた期待と逆行する流れであること、そのことが今後の不安を含めて娘を（石田さんもかもしれないが）複雑な気持ちにさせ、なかなか屎尿ビンのやりとりを受け入れることができなかった。

そして屎尿ビンの自宅への導入によって張りつめた緊張感は、丁寧語によってある程度緩和されたが、そこに新しい対話形式（尿について二人で話すやりとり）が取り入れられることによって、さらに緩和されることとなった。

尿尿ビンをめぐる会話の変化は、すなわち尿尿ビンをめぐる二人の意味づけの変化とも言えるだろう。つまり、娘が尿尿ビンを見ないよう足早に片づけていた事実が示すように、以前は尿尿ビンというものが排泄する行為を連想させ、また排泄物という人目を避けてすぐさま片づけなければならないものが入っている容器であり、だからこそ透明であることが恥ずかしいと思わせる容器であった。しかし新しい対話形式が生まれたときの尿尿ビンは、排泄という行為はむしろ背後に押しやられ、それは「健康をチェックする」ための道具であり、だからこそ透明でなくてはならない容器だった。そしてそのような対話形式の変更によって、尿尿ビンが石田さんを病者あるいは障害者であることを、否定的なニュアンスで浮き立たせる道具ではなくなった。「健康をチェックする」という対話形式そのものが、それまでとは異なる尿尿ビンの意味を立ち上がらせたのである。そのように、尿尿ビンをめぐる意味づけが、二人のあいだで再交渉されたのである。

また新しい対話形式が用いられる以前の尿尿ビンは、二人をそれぞれまったく異なる行為での関わりに限定させる道具であった。つまり、石田さんにとってそれは尿を排泄するという行為のための道具であり、娘にとってはそれは片づけるという行為によってのみ関わる道具にすぎなかった。その点のみ見れば、尿尿ビンは介護される側と介護する側というそれぞれの役割に二人を固定させ、さらに二人の行為は時間的に重なることなく、したがって尿尿ビンはそこで生じる対話的関係を単声的な「声」でのやりとりにしやすい道具と言えるだろう。しかしそこに生まれた二人で「健康をチェックする」というやりとりは、屎尿ビンを時間的な重なりの中で二人で同じ目的のために共有する道具とし、そしてそれぞれの役割に限定されない対話を生じさせた。

屎尿ビンをめぐる会話の変化のように、また二人のあいだに生まれた丁寧語のように、相手との対話的関係の再交渉のきっかけをつくるのはことばだけではない。石田さんの病室に飾られた絵は、看護師からそれまでとは異なる「声」での「応答」を引き出した。言い換えれば、石田さんの絵は、それまでとは異なる対話的関係の交渉のきっかけを作り出したのである。あるいは先に取り上げたように、トイレやお風呂の手すり、玄関前のコンクリートの道など、石田さんが自力で何かできるための物理的環境も、石田さんを一方的に介護される側から解放する機会をつくっていた。そのように物理的環境も、たとえ実際的に誰かとやりとりして意味や対話的関係の交渉に至らなくとも、意味や対話的関係の硬直化あるいは単声化を阻止する力としての潜在性を秘めている。そして誰かに気づかれ「応答」されることを待っているかもしれない。

しかしことばはより積極的に対話的関係の交渉を可能にする。ただし互いに「応答」しあうことがなければ交渉は始まらない。屎尿ビンをめぐって「健康をチェックする」という娘が何気なく取り入れた新しい「声」は、石田さんから同意を示す「応答」を得られたことによって、さらにその後も繰り返し使われることによって、屎尿ビンという道具をめぐる意味も、また両者の対話的関係も再交渉されるに至ったのである。

第4章　「変わりつつあること」に寄り添う

さてこれまで本書全体を通じて、石田さんの入院および退院後の生活から、対話相手とのあいだに共有される「意味と関係の編み直し」に関わるさまざまな事例を取り上げてきた。最後となるこの章では、それらについて簡単に振り返りながら議論を整理しようと思う。

「他者性」——違和感と「応答」

まずはじめに、石田さんの怒りに対する家族の意味づけの変遷、そして石田さんの丁寧語の変遷から、「応答」という行為について、バフチンの「対話」から再度確認しておきたい。

バフチンは、コミュニケーションをある「発話」に対する他者の「発話」による能動的な「応答の連鎖」であると捉えた。言い換えれば、「発話」は必ず他の「発話」に対する「応答」であり（常に誰かに向けられているのであり）、またこの「発話」も次の「発話」によって「応答」される存在であるのだと。

石田さんは、はじめ娘とのあいだで生まれた丁寧語を、次第に独自のイントネーションを付加させるなど、自分の語り口として積極的に利用し発展させていった。その石田さんの丁寧語が生まれた背景を振り返れば、病前の威厳があり厳しく怖い存在でもあった父親に対して娘が介護者として指示を与えるとき、娘の側には抵抗と遠慮の気持ちが湧くだけでなく、その場に緊張した雰囲気が漂うのが感じられ、そのようなことが続いた中で、あるとき何気なく娘がその場に差し出した丁寧な語り口を、すぐさま石田さんも真似して取り入れたことから始まった。娘はそのとき、それが石田さんに受け入れられる語り口であることを確認できたと同時に、その場の緊張した雰囲気も緩和されることを感じ取った。その後もその語り口は二人のあいだで用いられ、気がついたときにはすでに、日常的に自然なやりとりとして分かちもたれていた。

そして丁寧語は、二人のあいだで共有される実践に違和感を覚えるとき、あるいは互いに少し距離感を必要とする実践を共有するときに切り替えられる語り口であり、その意味においてはかなり意識的な「応答」であり、「応答の連鎖」であった。バフチンは「応答の連鎖」について、一つの「発話」がそれ単独で、その「発話」に盛り込まれたことばの辞書的な意味（またはその総和）として文字どおりに理解されるのでは十分ではなく、常に発話には宛先があるのであるから、その「発話」が向けられた「発話」とのあいだで、またその「発話」に対して「応答」してきた「発話」とのあいだで、つまり単独ではなく「発話」と「発話」のあいだで意味が構築されると述べている。そして石田さんと娘とのあいだで分かちもたれた丁寧語は、まさに語られたことばの文字どおりの意味を理解することではつかみきれない、とりわけことば以外の表現（イントネーション、顔の表情、体の緊張、その場の空気など）の微妙なニュアンスを二人のあいだで互いに感じ取りあう中での、「応答の連鎖」であった。

さらにバフチンは「応答の連鎖」について、次に示すような「了解」の過程を経るのだと言う。

了解の主要目的は……話し手が使用する言語形態を既知のものとして「おなじ」形態として再認するということにはない。そうではなく了解の主目的は、使用された形態の再認ではなく、所与の具体的なコンテクストにおけるその了解、所与の発話におけるその意味の了解、つまりあたらしきものの了解にあるのであって、その同一性の再認ではない。（バフチン c **p.100**）

つまりたとえ一字一句同じ表現を用いていたとしても、一つとして同じコンテクスト（状況＝文脈）というものはありえないのであるから、そのつどそれが使用されるコンテクスト（状況＝文脈）の中で生まれる固有な意味があり、そのあたらしきものを了解しようとすること、それが「応答の連鎖」の過程にあるのだという。

これについては、お年寄りが昔あったことを何度も話す、ということについて考えるとわかりやすいかもしれない。お年寄りが昔のことを繰り返し話すとき、周囲が「またその話ですか。」などと疎ましそうに対応している場面はよく見かけることである。しかしお年寄りが自分の過去について語ることは、自分の歩いてきた道を確認する行為でもあり、またある部分では、自分の人生をありのままに受け入れようとする営みともつながっている。エリクソンは、老年期のいわば死にゆく途上に向かう者にとっては、自分の死を受容するために自分の人生をありのままに受け入れることが重要であると述べている。

さきほどの「了解」の視点からこのことを考えると、お年寄りがたとえ同じことを語っていたとしても、それが差し出されるコンテクスト（状況＝文脈）は、たとえばそのときの前後の文脈を取り上げても、ただ一つとして同じ条件が揃うことはありえないのであるから、そこにはそのつどのあたらしい意味が生まれているということである。先述した対話相手の選択をめぐる議論で確認したように、そのあたらしさを生むコンテクスト（状況＝文脈）に聞き手（受け手）も含まれていることを考えると、その受け手の姿勢、その存在が、そこで生まれる意味に与える影響は決して小さくない。

ところで、石田さんの例に戻ると、家族はいつの日からか石田さんの丁寧語にユーモラスな雰囲気を感じ取り、その変化に気づいたことを石田さんに伝えるかのように、家族もそのユーモラスな丁寧語を意識的に真似て石田さんに返した（そしてその「応答の連鎖」が続いた）。ユーモラスな丁寧語は、その後に家族だけでなく、石田さんに関わる多くの人とのあいだでも使われるようになったが、それは家族以外の人々もそのユーモラスな雰囲気に気づいたからこそ、おそらくその変化に何か意味があると感じ取ったからこそ、そのユーモラスな「応答」「応答の連鎖」を真似て続けたのであろう。

また「了解」の過程を経る「応答」は、相手の「発話」が完全に終わったときから始まるのではない。一般的なコミュニケーションの図式は、話し手とその聞き手という、まずは話し手の側の能動的な「発話」のプロセスがあり、その後に聞き手の受動的な知覚と理解のプロセスが続くというものである。しかしバフチンは、その図式が学問的な虚構であるとして疑問を投げかけ、そして「聴き手が話者になる」のだとコミュニケーションの本質を指摘する（「聞く」よりは身を入れてきくのが「聴く」）。

つまり、聴き手は話し手のことばに「耳をかたむけ理解する過程の全体にわたって、はじめから、ときには文字どおりに話者の最初の言葉から……ことばの（言語上の）意義を知覚し理解しながら、同時にそのことばに対して、能動的な返答の立場」（バフチンb p.131）をとっているのである。

そのように、聴くという行為においてすでに「応答」を始めているのであり、「応答」には実際的に発話する前の準備段階も含んでいるのである。そしてその聴き手の側の「発話」の準備段階では、たとえば自分がこれからする「発話」が、受け手にどのような印象を与えるのか、受け手からどのような返答が返ってくるのか、その場にどのような雰囲気が流れるのか、あるいは自分の「発話」によって自分自身もどのような気持ちになるのか（自分自身も受け手である）などについての思いをめぐらしているのである（余談ながら、コミュニケーションが苦手という人の中には、この準備段階において何らかの困難さがあるのではないか）。

以上について簡単にまとめれば、話し手も聴き手も相互のあいだに生まれる「発話」に、まさに「発話」が生まれつつある過程に互いに能動的に関わりながら「応答の連鎖」に参加している。そのような「応答の連鎖」が示唆することは、「発話」あるいは「声」は、それが生まれつつある過程において他の「声」に条件づけられるだけでなく、実現された「声」もまたそれに対して「応答」される他の「声」との関係において意味づけられるということである。

ところで先述したジェームズ・ワーチの「特権化」について簡単に振り返ると、それは現実の社会的実践においては、ある「社会的言語」が他の「声」よりも優先される傾向にあることを捉えようとする概念であった。その具体的な例としてあげられたのは、学校教育の教授場面に優先的に使用される「脱文脈化した声」であった。そして「脱文脈化した声」とは、たとえば数学の公式や化学式のように、形式的で論理的、可能なら定量的なカテゴリーによって対象や出来事を表象するような、すなわち具体的な社会文化的な状況＝文脈に影響されにくい「声」であった。

そして「特権化」という概念は、バフチンの「権威的な言葉」をもとにしていたが、ある特定の社会文化的な状況＝文脈で、たとえばあるタイプの「社会的言語」という一つの媒介手段が、他の「社会的言語」よりも、より適切ないし効果的だと思わせているということ、さらには他の「社会的言語」を選択することができたとしても、それを選択せざるを得ない心理的な過程や、あるいは他の「社会的言語」との力のせめぎあいがあることを、よりダイナミックに表現しようとした用語であった。

異なる「社会的言語」同士のせめぎあいが起こる背景には、それぞれの「社会的言語」に独特なことばや言い回しがあるだけでなく、他とは異なる（辞書的な意味を超えた）固有の意味や価値の体系があるからであった。たとえば、さきほどの学校教育の教授場面に「特権化」されていた「脱文脈化した声」は、その「声」を用いることが教室の中で最も期待され、最も高く評価される「声」なのである。

また入院当初の石田さんの家族が、確固として明確で変わらぬ意味体系がある（ように見える）「医療文化の声」を「特権化」していた背景には、それに対して盲目的な信頼を寄せていなければ、素人にはわからない石田さんに突然襲った病気に対するさまざまな不安に押しつぶされてしまいそうだったからであった。

しかし本書で強調したいことは、「了解」の過程を経る「応答の連鎖」の過程には、必ずしも「特権化」された「社会的言語」に規定されるとは限らない側面があることについてである。なぜなら「了解」する主体は、内言に満ちた人間だからである（バフチン c p.180）。すなわち、私たちは生活や仕事を通してさまざまな「社会的言語」と出会い関わりを持ち、その言語あるいはその言語の使用者との関係において自らもその「社会的言語」を獲得していく。それゆえに私たちは、人生を通してさまざまな「声」を獲得する内言に満ちた存在なのである。その意味において、私たちがたとえある社会的実践の場に参加し、そこに「特権化」された「社会的言語」（「声」）があったとしても、そこで期待される「声」ではない「声」を常に内言として持っているのである。

言い換えれば、私たちは常に相手に対して「他者性」を保有しているのである。この「他者性」とは酒井直樹が『他者性と文化』という表題で論じる中で取り上げた用語である。酒井によれば、私たちは自分が今おかれた社会や文化で期待される立場をとることを無意識のうちに互いに期待しあっていること、またそこに収まらない場合を「外れている」「ズレている」と非本来的なものとしてしか認めようとしないこと、そしてそのように社会や文化が均質化に向かうことが、「他者性」を保有した者に対する排他性を喚起し、残虐さを引き起こすと警鐘を発している。

別の表現で酒井は「他者性」について、「『自』と対称的な間柄における対立項としての『他』である者のことではなく、自・他の互換性に解消することのできない他者のことである」（酒井 p.7）と述べている。たとえば、『自』と対照的な間柄ということについては、次のような魚屋と顧客の例をあげている。「私が魚屋へ行って魚を買うとき、私は魚屋の店頭で魚貝類を切ったり包んだりしている人を魚屋として認め魚屋の方では私のことを一人のお客として認めていることを前提として振る舞う。」そして「自・他の互換性に解消することのできない他者」とは、たとえば、次のような例をあげている。「しかし、時には、『変な』魚屋や『変な』顧客がいて、お客に向かって丁寧な言葉を使わなかったり、逆に、魚屋に向かって魚について講義したりするようなお客もいるから、魚屋らしくあるいは顧客らしく行為するというのは、いわば、相手に対する期待であり、相手が自分に対して持つ期待の想定であることになる」。よって、互いに「他者性」を保有しているとは、そのように「期待の連関の中で考えられた、予想された期待に添うかぎりで考えられた他者」ではない他者が互いにあるということである（酒井 pp.5-6）。

以上のような「他者性」を本論の「特権化」から捉え直すならば、互いに「他者性」を保有していることが、そして互いにそのことに気づき尊重しあうことができればなおさらのことであるが、たとえそこで「特権化」された「社会的言語」があるとしても、それに規定される対話的関係だけでなく、多様な対話的関係が開かれうる潜在的な力となるということである。

「他者性」に気づき尊重しあうためにどのような「声」で「応答」しあうかについては、第1章で取り上げたバフチンの「権威的な言葉」と「内的説得力のある言葉」と関係している。さらに私はその両者の相互関係性のあり方の意味を考えようと、ワーチの「特権化された声」に対して「周辺的な声」という概念を提起し、それぞれの「声」の持つ利点や危険性について、それぞれ単独ではなく両者の力動的な関係性の中で考えてきた。それについて簡単に振り返ると、まずバフチンの「権威的な言葉」は、他の「声」と接触能力を持たず、したがって他の「声」と相互活性化されない「声」である。それとは対照的に「内的説得力のある言葉」は、他の「声」に開かれ、他の「声」との「対話」による相互活性化の潜在性を秘めている。そして「権威的な言葉」が実践において「特権化」される場合、人々の関係は硬直化し、つまり単声化した対話的関係を生み出しやすい。しかし、「特権化された声」に対して「他者性」を保有する「周辺的な声」が、「内的説得力のある言葉」として受け止められる場合、硬直化した対話的関係をより柔軟性のある、つまり多声的な対話的関係へと開く力となりうる。

繰り返せば、「特権化」された「声」が「権威的な言葉」である場合には、「他者性」を抑圧してしまうことにつながりかねない。石田さんの怒りは、「医療文化の声」が「権威的な言葉」になることによって、石田さんの「他者性」（「患者」であること以外の「声」）を抑圧された結果生まれたものであった。石田さんの怒りは、医師、看護師、家族といった周囲のすべての者から「脳機能の損傷によ る性格の変容」としてのみ意味づけられたが、その背景には石田さんなりの納得を尊重されず、いわば「価値基準の侵害」が続いていた。怒りは「脳機能の損傷」という病気そのものによって生まれたとは言い切れず、周りとの思いや期待のズレもその背景にあり、石田さんの怒りはそのズレに周囲が気づくきっかけとなり、さらに周囲が怒りの異なる意味の側面を探ろうとする展開につながった。

つまり、周囲との対話的関係の硬直化・単声化に風穴を開けたのは、相手が「医療文化の声」でしか「応答」せず、「他者性」を抑圧されたことに対する違和感から生じた「怒り」であった。そして家族は石田さんの抱いていた違和感に気づき、それに対して具体的に「応答」した一つの例が丁寧語であり、丁寧語はいわば「医療文化の声」における石田さんの「他者性」に対する気づきを具体化した「応答」であった。そのように丁寧語という新しい語り口は、石田さんと周囲が互いに新しい「声」で出会い直す媒体となった。

ところで、石田さんの丁寧語は、たまたま相手から差し出されたものを自分も使ってみたところ結果的に以前よりも好ましい対話的関係になったのである。そのことはまた、たとえ自分が相手にこういう「応答」をしてほしいと期待する形態の「応答」があったとしても、それが最善の結果をもたらすとは何の保障もないのと同様に、また丁寧語ではなく別の「声」のほうが、もっと快適な対話的関係を開く結果になったかもしれないのである。

話は少しそれるが、そのように「対話」によって開かれうる対話的関係に予測不可能な側面があることにあらためて気づくと、人と話をすることに緊張や不安や恐怖を感じる場合があるのと同様に、人と話をすることがわくわく楽しいと感じる場合があることも然りであろう。

議論を戻せば、私たちはそれぞれに「他者性」を保有しているがゆえに、互いの「応答の連鎖」の過程には多様なあり方の期待のズレが生まれうる。石田さんの突然の病いと障害は、石田さんと娘とのあいだにまったく予期せぬ「他者性」を生み出したと言い換えることもできよう。そしてその「他者性」は、それ以前の父と娘との関係を維持しながら共存することが困難となった。この場合の相手の「他者性」との出会いは、突然の病いによるもので避けられないものであったが、一方、丁寧語によって生まれた「他者性」は、互いがそのズレに気づきながら「応答の連鎖」をしたように、意図的になされ維持された「他者性」であり、互いに好ましく感じられる「他者性」であった。

しかし、前者の出会いのように、相手の「他者性」に「応答」することは、自己の内に相当の葛藤が生じることがある。すなわち、石田さんの娘が、厳格で自分を圧倒的に指導する立場にあった父親に対して、突然しもの世話もする介護者になった場合のように、相手の「他者性」に「応答」し、その「声」との対話的関係に入ることには、その「声」に「応答」するための自己の新しい「声」を必要とし、その新しく生まれた「声」が自己内（人間は内言に満ちているのである）の他の「声」との葛藤を生じさせることがあるからである。

確認すれば、「了解」を経た互いの能動的な「応答の連鎖」である「対話」は、そこでどのような「声」で「応答」するかによって、意味や関係の交渉・再交渉のさまざまな形態が生まれうる。たとえば、「特権化された声」と「周辺的な声」との相互関係性によって、自己と他者の対話的関係のさまざまな質の開かれ方がある。そしてこれまで丁寧語の変遷や屎尿ビンをめぐる会話の例に見てきたように、「対話」は相手との関係性を反映し（バフチンの「対話」は関係性に注目する点において「会話」とは異なる）、さらに加えて「対話」は相手との「関係性の歴史」も反映している。

「声」とアイデンティティの軌跡

私たちは多様な社会的実践に関わる過程で、さまざまな「声」を獲得する内言に満ちた存在であるが、その内言についてもバフチンは「対話」的な状態にあるのだと言う。すなわち、「声」あるいは「発話」は「常に誰かに向けられている」のであったが、その「誰か」には、他者だけでなく自分も含まれているのであり、そして他者に向けて実現された「声」と同様に、自己の内言としての複数の「声」同士も互いに「応答」を繰り返す「対話」的関係にあるのである。

そのような視点から石田さんの丁寧語の変遷について捉え直すならば、そこにはそれまでに繰り返されてきた内言の「対話」の歴史が織り込まれているとも言えるだろう。すなわち、そのつどの「声」は、常に変容しつつあるアイデンティティの過程であり、あるいは過程としてのアイデンティティなのである。

特に石田さんが独自のイントネーションを付与してユーモアを帯びた頃の丁寧語について、内言同士の対話という視点から捉え直してみるとすれば、一語一語意識的に発せられるその口調には、初期の頃の丁寧語にあった、娘に一方的に世話される立場になった自分を、そして障害者になった自分を責めるような響きがなくなっていた。一語一語ゆっくりと噛みしめる様子からは、自分の状態を理解して少しずつでも以前とのギャップを現実として受け入れていこうとしているように、また意識的に発している様子からは、病気によって突然生まれた自己の「他者性」に対して少し距離をとって客観的に眺めているように受け取れる響きがあった。

つまり内言同士の「対話」という視点で石田さんのユーモアのある丁寧語を捉えるとすれば、病いと障害によって石田さんに生まれた新しい「声」が、それ以前からあった内言の「声」（ある一部の「声」かもしれない）と共存困難な状態を作り出し、そのような状態の中でたまたま丁寧語を用いたところ、結果的にそこにあった違和感を緩和させることになったと考えることができる。

また互いが共存困難であると感じること、違和感あるいは葛藤として経験するということは、まさに何かと何かとが互いに関係を持とうとすることの中で生じてくることである。そのように関係を持つということの一つの具体性が内言同士の「対話」なのである。そのような内言同士の「対話」的状態については、エリクソンのアイデンティティという概念について考える際にも有用に思われる。アイデンティティとは簡略に言えば、自分を連続性のあるものとして、また内的に統一性を持ったものと感じられるという主体的な意識と関係している。私たちは多様な社会的実践に関わりながらさまざまな経験をする。そして石田さんが経験した突然の大きな病いによる自己の変容とまでは行かなくとも、それまでの自分とは連続性を保ちにくい経験をすることがある。そのような経験を、内言同士の「対話」という視点から捉えるとすれば、石田さんのように、内言の「対話」的関係の中で共存困難となっている「声」同士があるのではないか、そしてそのことが自己の連続性、自己の統一性の感覚を保ちにくくさせているのではないかと考えられる。

また特に石田さんの丁寧語の変遷について、内言の「対話」的状態、そしてアイデンティティという視点から捉え直すとすれば、次のように言い換えることもできるのではないだろうか。つまり「声」とは、さまざまな経験を通して生まれたさまざまな内言同士の関係を何とかやりくりしながら、自分という統一性や連続性を感じられるものにしようと、絶えず「対話」を繰り返してきたアイデンティティの歴史が刻み込まれており、まさにアイデンティティの軌跡そのものであると。

ところで、石田さんが言語訓練の課題で書く作文や短歌は、いつも最後に「〜男」と書いて締めくくられていた。あるときからこれを家族のあいだでは「男シリーズ」と呼ぶようになったが、たとえば次のようなものである。

早くしゃべりたいこの口で
しゃべると別人だ
情けなさになげく毎日が
泣きたくてもなきたくない
（反ぱつする男）
【訓練開始日よりおよそ六ヵ月目、1991.3.1】

長い事　あわないような気がしてる
あうと心のこおどり　なにもいわず
うれしさで満足　一人でよろこぶ
自己のたのしみ　そっとしておく
（いつもあいたいで一人でうれしがっている男）
【訓練開始日よりおよそ一年目、1991.8.28】

家族は訓練課題の作文や短歌の内容についてはほとんど見ないが、あるとき「男シリーズ」について知ってからは、「今日はどんな男?」と、ときおり妻や娘が尋ねることはあった。石田さんは毎日、多いときには一日に五つもの短歌を作っている。STの須田先生が「主観的」「抽象的」と指摘したとおり、石田さんの短歌も作文もそのほとんどが、具体的な出来事というよりも自分の心に感じたことを中心に表現されている。さまざまなことに対して自分の心に感じたことをことばによってすくい出し、そしてその「声」の持ち主として、その短歌の作者として、「石田」ではなく「〜男」が名乗りを上げている。

私は石田さんの短歌や作文を読むとき、石田さんではなく「〜男」と名乗られることによって、石田さんからそのつど異なる「声」を自分に対して向けられ、同時にさまざまな「声」があることに対してこちらも「応答」することを期待されているかのように感じられた。さらに「男シリーズ」は、石田さんが病前と病後の自分らしさのギャップのあいだを揺れ動きながら、その落ち着き先を探しているような印象を受けた。

第1章で取り上げたように、障害には価値基準の侵害を伴う。短歌や作文を書く作業は、病前から物を書くことが好きで自分の心を文字にしてきた石田さんにとって、それまでとは大きくズレてしまった自己内のバランスを再構成する最も自分らしいやり方だったのだろう。バフチンは「声」が人格や意識であるとも述べているが、石田さんの「男シリーズ」は、さまざまな「声」を実現させながら、病後の新しい自分のあり方を探っていこうとする、アイデンティティの軌跡そのもののように思われる。

石田さんは病気によって字を書くことが困難となり、最初はひっかき傷のようで、字として線をまとめることができなかった。しかし退院間近の頃には、まだ歪んではいるものの他人にも理解できる字が書けるようになってきた。退院後はさらにもう少し安定した字を書けるようになり、訓練課題としての短歌や作文をはじめとして友人への手紙も含め、自分の今の状態や気持ちを文字に書いて表現する時間が多くなっていった。

先に確認したように、私たちは自分の「声」をつくる対話相手をある程度は選択することができる。「男シリーズ」は、訓練課題の作文や短歌を通して須田先生に対して、そして手紙を通して親しい友人に対して向けられた「声」であり、実際、作文や短歌や手紙に書かれていることは、家族には語られたことのないような内容もあった。彼らには家族とは共有しにくい「声」を向けていたのだろう。書く内容は須田先生の言われるように厭世的なものが多かったが、最後に「～男」が登場すると、読み手はそこにユーモアを感じ、書かれた文字の内容から受けた重い気分から少し解放され、ほっとした気持ちになる。石田ではなく「～男」と表現されていることで、そこに客観的に冷静に、現実の自分を眺めようとしている石田さんを感じるのである。

ところで、石田さんにとって共存困難な「声」は、同時に特に娘を対話相手に持つ「声」であった。石田さんの丁寧語は、娘の丁寧語での「応答」を受けて（またその逆のやりとりを含めて）、結果的に娘に対してもそして自分の内言の関係においても、より葛藤の少ない「声」となった。そのように、私たちの「声」（それは人格や意識でもある）は、多様な他者（自己の内言の他者も含めた）との対話的関係によってつくられる。言い換えれば、「声」はそれが生まれつつある過程においてだけでなく、「声」が発せられた後にも他者の「応答」によって、つまり「発話」と「発話」のあいだで意味が作られる。また他者とは自分以外の他者だけでなく、自分の内言の他の「声」も含まれる。そのような対話的関係が絶えず編み直される中で実現される「声」には、アイデンティティの軌跡が刻み込まれており、そして「話すという行為」は、他者の「声」とさらに自己の内言の他の「声」との対話的関係を編み直す行為である。どの「声」とどの「声」が、またどのようにして関係を編み直そうとしているのだろうか。本書ではその複雑なプロセスを捉えるためのあくまでも一つの視点として、常に「声」は「誰かに向けられているのである」という視点をキーワードにして考えてきた。

そのように「声」が生まれつつある過程における対話相手の重要性について、今度は森有正の「体験」と「経験」とを区別する視点から考え直してみたい。

経験と体験とは共に一人称の自己、すなわち「わたくし」と内面的につながっているが、「経験」では《わたくし》がその中から生まれてくるのに対し、「体験」はいつも私がすでに存在しているのであり、私は「体験」に先行し、またそれを吸収する。（森 pp.33-34）

森のいう「経験」とは、新しい自己がまさに生まれつつある過程、本書に則して言い換えれば、人格や意識でありアイデンティティの軌跡である「声」が生まれつつある過程を指しているのではないだろうか。「応答の連鎖」の過程で「声」の意味づけが変わりうることを考えれば、たとえばその「声」が向けられている相手（実際の聴き手とは限らない）は誰であるのか、またその「声」が生まれる場にいた実際の聴き手は誰であるのか、さらにはその「声」に対して「応答」した者は誰であるのかなどによって、自己の「経験」は左右される。つまり、対話相手によってさまざまな自己の「経験」

の開かれ方があるということである。

たとえば私たちが他者に対してどのような「応答」をするかについて、それが他者の「経験」に与えうる影響を考える場合、先述の佐伯の提起した「学び」の視点から「応答」することと、「学習」の視点から「応答」することとの違いを参考にして具体的に想像することは参考になるだろう。確認すれば、佐伯は「学習」と「学び」を対比して、「学習」とは学習者本人の意図とは関係なく、観察者から見て学習者の行動パターンが変化し、それがある程度持続していることをいい、一方「学び」は、学び手自身が学ぶことの意味を見いだし、対象に学びがいを感じて主体的に関わろうとする行為を意味した。私たちが他者の発話やふるまいに対して、いずれの視点から「応答」するかによって、その人の「経験」が異なってくることは想像に難くないだろう。

また自己の「経験」を左右する他者の存在という視点については、言語訓練の様子を紹介したときに提起した「自分の『声』をつくる対話相手の選択」が、自己のアイデンティティを守るための一つの方略と考えられよう。「誰とならば自分が満足できるような『応答』が得られるのか」あるいは「誰とならば自分がつくりたい『声』がつくれるのか」を、対話相手と、そしてその手段について、私たちはある程度は選択することができるのである。そして「声」が話す主体の意識や人格となる「声」をつくる媒体であることを考えると、対話相手とその手段の選択（無視、無言も含めて）は、自らのアイデンティティを守るための重要な方略である。たとえば、石田さんが若手看護師たちにそうしたように、私の語りかけに相手が無視あるいは無言のままでいることには、私を対話相手にすることによって自分の「声」をつくりたくないという可能性もあるだろう。

そしてまた私たちは、それぞれに多様な社会的言語と関わりを持ち、よって内言としても独自の「声」を持っていることだけでなく、その「声」と「声」の関係の編み方においても独自性を持つ主体である。それゆえに、所与の不都合な状況の乗り越え方もそれぞれにあるだろう。しかし私が本書を通して強調したかったことは、石田さんがSTの須田先生にだけ向けた「声」があったこと、売店の店員や看護補助の川村さんと積極的に会話しようとしたこと、そして娘とのあいだに生まれた丁寧語、それらにおいて見られることは、他者からのたとえ偶発的な、ときにあまり意図せずなされた「応答」であっても、自己のおかれた不都合な状況の乗り越えを可能にすることがあるということである。言い換えれば、「声」が「誰かに向けられている」限り、互いの固有の関係性において、さまざまな乗り越えの可能性があるということである。

「移動」する人

先述のように、石田さんと娘に分かちもたれた丁寧語は、二人の葛藤を完全に解消させたわけではなかったが、そのことについて今度は「移動」という視点から考え直すことで本書を閉じたいと思う。

高木光太郎は、学校を卒業して社会に出て行くことを例にあげ、現代社会の特徴が連続性のない異質な共同体を「移動」することであると指摘している。そして私たちがそのように「さまざまな共同体を移動してきた歴史を刻印しているヘテロな構造体」であるとして、異質な共同体の境界線を越えていく「越境者」として捉えることの必要性をヴィゴツキーの発達心理学の理論に探っている。

石田さんの場合は、突然の病いと後遺症によって自分の意志とは関係ないところで「移動」を余儀なくされた。そして「移動」によって経験した（より正確には「移動」したことを気づかせる経験となった）「声」は、石田さんの自己内の他の「声」と、特に娘を相手にしたときの「声」と、共存困難であった。そのような中で生まれた石田さんと娘の丁寧語での「応答の連鎖」は、互いに矛盾する「声」を共存可能にした。しかしその丁寧語は、石田さんの娘に対して父親である「声」も、介護される側である「声」も、いずれの「声」も消し去ったわけではない。つまりそれらの「声」同士の葛藤を解消させたわけではない。ただ丁寧語が話されるときに、その葛藤が一時的に緩和されただけである。言い換えれば、丁寧語は二人のあいだの（そして自己内の）違和感をある程度残したまま、しかし違和感に付き合っていく足場となったにすぎないのである。

このことについて、「移動」という視点から捉えれば、「移動」によって生じた「声」と「声」の境界線を丁寧語がよりあいまいにしたと言えるかもしれない。丁寧語のように境界線が編み直された結果生まれた「声」は、やはりこれまで見てきたように、「対話」の質的な違いによって多様な可能性がありうるだろう。

さて、高木の「移動」は心理学的な現象に注目した用語であるが、そこには必然的に身体的・物理的な〝移動〟が伴われる。以下には、石田さんが入院中に出会ったまさに物理的に〝移動〟することが特徴の看護補助の仕事について紹介するが、〝移動〟によって社会的実践に、そしてそこに生活する者にどのような影響を与えうるかは、「移動」について考える参考になるのではないかと思われる。

看護補助は看護師の免許を持っていないが、看護師の仕事を支え医療現場には欠かせない補助的な手伝いをする。その仕事の中でも特徴的なのは、絶えず人々のあいだを〝移動〟することである。たとえば、病棟と診療科や薬剤部など他部門とのあいだを書類の運搬などのために行ったり来たりする。あるいは看護師が忙しいときには、一人で移動困難な入院患者を車椅子に乗せて検査やリハビリの場所へ連れて行き、そしてまた迎えに行く。そのように看護補助は病院内を絶えず〝移動〟しているため、石田さんが出会った川村さんに限らず、一日のうちに何度も顔を見かける人がいる。

看護補助は病院の中で、医師や看護師ほど医療についての高度な専門性を持たないという意味で、「医療文化の声」における「周辺的な声」と言えるかもしれない。にもかかわらず、病院では頻繁に患者が接する人である。石田さんが入院していたときには、病室の清掃やシーツの交換をしてくれたり、食事時間にお茶を運んでくれたりと、病室に入ってくることも多く、また廊下や洗面所、トイレでは清掃中の看護補助がたびたび声をかけてくれた。そして検査やリハビリのための送迎をしてくれた。他の患者の生命を預かることに忙しい看護師には頼みにくいことが、看護補助には頼みやすいこともたびたびあった。看護補助と身近に接するのは入院患者だけではない。通院する患者も看護補助が診療科の廊下を歩いていく姿をよく見かける。絶えず〝移動〟している看護補助を見かける確率は、病棟の看護師を見かける確率よりもはるかに高いくらいである。そして実際に通院患者に親しく声をかける看護補助の姿もよく見かける。そしてそれは通院患者にとって、退屈な待合いの時間の一瞬の安らぎとなることもある。病院以外に人と接する機会がほとんどない、退院後まもなくの石田さんのような人の場合、その一瞬は人と関わる貴重な機会である。そのように看護補助の仕事は、「医療文化の声」に対していわば独自の専門性で関わる「周辺的な声」である。看護補助が他の「周辺的な声」、たとえば売店の店員と異なる点は、まさに身体的に絶えず人々のあいだを〝移動〟するという仕事の特徴を持っていることである。石田さんが看護補助の川村さんと顔を合わせることが多かったのは、石田さんが散歩をして〝移動〟していただけでなく、川村さんも〝移動〟している人だったからである。

以上のような身体的・物理的に〝移動〟する看護補助の例は、「医療文化の声」という社会的な「声」との関係で機能する「周辺的な声」の例であるが、私たちはさまざまな社会的活動に関わって〝移動〟することに伴い、自己内にも「特権化された声」と「周辺的な声」との関係が生まれる。たとえば、ある社会的実践においては「特権化」することが必要な「声」が、また別の社会的実践において、それは「周辺的な声」となることがある。

そしてこれまで見てきたように、社会的に「特権化された声」が「権威的な言葉」である場合、そこに関わる主体の自己内の「周辺的な声」は「応答」されにくく、よってそこでは周囲から自己の「他者性」が尊重されにくい状況になる。しかしその場合の自己内の「周辺的な声」とは、別の社会的実践で「特権化」されており、そこで獲得した「声」である場合もある。つまり、ある「声」がAという社会的実践の場では「周辺的な声」であったとしても、別のBという社会的実践の場では「特権化された声」である場合もあるのである。別な表現を用いるとすれば、自己内のいずれの「声」も、私たちが「移動」する主体であることを証明する「声」なのである。そして自己内にあるさまざまな「声」が尊重される機会が失われることは、私たちが「移動」してきたという歴史、アイデンティティの軌跡を生かす機会が失われるということである。またある場合には、「特権化された声」のもとでアイデンティティを築くしかなく、しかしそうすることによっては、そこで居場所を得られない人も出てくる。

よって私たち自身が「移動」する主体であることを自覚することは、すなわち自己内の「他者性」を自覚することでもある。そして自己内にある「他者性」を自覚することは、他の人も「移動」する主体であることへの気づきに、そしてその気づきが相手の「他者性」を尊重するきっかけとなる可能性につながるのではないだろうか。

「対話」

ところでこれまでの議論において、「対話」を通して相手の「他者性」を尊重することには、ときに予期せぬ自己の「他者性」を生み出すことがあること、そしてそれによって葛藤が生じることがあることについて見てきた。しかしその一方で、「対話」を通して新しい可能性が開かれうることについても見てきた。そのように、相手のそして自己の「他者性」と出会う営みとなる「対話」は、まさに予測できないゲームのようなものである。

しかしいずれにせよ、互いの「他者性」がいかにして保障されうるのか、またそこで生じる葛藤をいかにして抱えうるのか、それらについてはバフチンの「対話」が意味することについて、少なくとも「声」がまったく個人的につくられるのではなく、具体的社会で用いられている「社会的言語」という「他者のことば」をいったん借りて、そこにその人らしい独自の意味や表現をのせた「腹話術」の過程を経て個人の「声」が生まれることを考慮すれば、それが個人だけでなく社会全体の課題でもあることは明白であろう。

これまで本書全体を通して見てきたように、私たちが他者と「対話」するということが、他者のそして自己の「他者性」を尊重する営みを伴うのであるならば、そこには対話相手に対する共感的な姿勢とともに、自分が（勝手に）期待する「応答」とは異なるズレが互いに生じうることをも引き受けることが必要となるだろう。つまり、互いにそして自分の中にも生じる葛藤をも引き受けていくことが含まれる。言い換えれば、「対話」は互いのあいだに予測できない「他者性」が生まれるプロセスであり、相手の「他者性」への気づきと尊重には、常に変わりつつあることに寄り添う視点が必要なのだろう。誰とどのような「声」をつくるのか、その「声」は誰とつくられたものなのか。「対話」という営みは、バフチンが次のように述べているように、ときには闘争とも言えるほどの諸力のせめぎあいが起こるプロセスであり、そのプロセスの中で私たちの「声」がつくられるのである。

それぞれの言葉は……さまざまな方向の社会的アクセントの交差と闘いの小舞台である。一個人の発する言葉は、社会的諸力の生き生きとした相互作用の所産である。（バフチン c p.66）

私たちはそのような力動的な諸力のせめぎあいが起こるプロセスである「対話」の参加者として、

どれくらいの意識を持ってそこに関わっているだろうか、あるいはどれくらいの責任を感じて関わっているだろうか。特に石田さんのように、リアルタイムに思うように発話を実現できない対話相手を前にしたときに。

最後に、本書を書き上げるにあたっては、具体的なフィールドの現場で観察し感じたことと、バフチンの発話理論から示唆されることとを、まさに行ったり来たりしながらの作業であった。なかでも、最後に紹介したバフチンの主張、諸力のせめぎあいが起こるプロセスを経て実現される、またプロセスそのものである「発話」という捉え方は、本書の全体を流れるテーマとなっている。たとえば、石田さんの怒りや葛藤などを否定的に捉えず、それを他者に対する「能動的な応答」として、また何らかの「声」と「声」との「対話」によって生じている出来事として捉えてきた。さらに「声」がプロセスであることに加えて、人格や意識であるとするバフチンの捉え方から、「声」をアイデンティティの軌跡として扱った。そして「声」に軌跡あるいは歴史性を見ることによって、「声」の中に話す主体の「変容」あるいは「発達」の兆しを見つけようと、また「対話」という相互的なやりとりに、他者との「関係の変容」あるいは「関係の発達」の兆しを探ろうと観察を続けた。そして何らかの葛藤や期待のズレが生じている様子を、そのような「変容」あるいは「発達」につながる潜在性を秘めた出来事として扱ってきた。

よって本書は、そのような視点から事象を捉える、ある意味で見えるものが限定されたメガネをかけた、私という固有の観察者との「対話」によって掬い上げられた事象の記録である。そして実際、本書には紹介できなかったことの中には、石田さんが突然の病いから新しい自分のバランスを模索する過程に繰り返し繰り返しあった数多くの挑戦、空振り、あきらめがある。そしてそこに、これからも誰かからの「応答」を待っているに違いない「声」があることは、本書もまた同様である。

あとがき

本書は、脳梗塞で突然言語と歩行に障害を持った父と共に生活することを通して、「話す」ということが、「自分を生きる」あるいは「自分を生き直す」ことと深くつながっているのだ、そう感じたことがきっかけで書いた修士論文がもとになっている。

そして現在私は、「話す」という行為を通して治療的に関わる、臨床心理士という仕事をしている。しかし修士論文を書き始めた頃は、言語学、発達心理学、認知心理学に興味を持った大学院生であり、自分がその先、臨床心理という分野で仕事をするとは考えていなかった。当時の私は、あくまでも自分は観察者であり、生活の中で自然に対話している第三者同士のやりとりを記録・分析し、その対話の中で人々が何を経験しているのかに関心があった。ただ、医療に関わる現場（病院や老人施設）に好んで足を運んでいたということはあったが。

その私が、修士論文を書き進めていくうちに、「話す」ということの、また人と人とが「対話」するということの、その行為の中でなされる体験の深さを知り、次第に「対話」を通して治療する臨床心理士という仕事に興味を持つようになっていった。

今思えば、自分の身の丈を知らずに、責任の重い仕事を選んだものだと思うこともある。だが、本書にも登場しているが、修士論文をまとめていく過程でお世話になった医療者の方々との出会いが、私を臨床の場に身をおくことへと、そのような医療にかかわる者になりたいという気持ちへと突き動かしたのである。そして父がお世話になった方々の医療や患者に対する真摯な姿勢に、父がそのような方々に囲まれて最期を迎えることができたことに、家族として心から感謝の意を表したい。

現在は自らが「対話」の参加者となりながら治療的実践を行う中で、修士論文は（そして本書も）、読むたびに自らの臨床を問いなおす機会を与えてくれる。私とのあいだで相手の声が生まれていく、その過程に対する自分の責任を感じているか、自分が話したいためだけに話すことをしていないか、相手に対して愛を持ってことばを選んでいるか、意味のあることを口にしているか、ときには喜んで黙ることも必要だと知っているか、対話の中で自分も成長させてもらっていることに気づいているか、と。

さて、元来人前で何かを発表することに対して苦手意識の強い私が、本書をまとめる機会を得ることができたのも、多くの方々が背中を押して下さったからであった。自分の問題関心が果たして研究となりうるのかと悩んでいるときから、修士論文として書き上げるまで、さらに本書としてまとめるまでには、多くの方々との出会いがあり、そして長い年月が必要とされた。

年月から振り返ると、本書のフィールドワークは今から15年以上前の１９９０年からの５年間のものであり、本書のもととなった修士論文を提出したのは１９９７年1月と、はや10年が経過している。修士論文を書いている途中に本書の主役である父が亡くなったため、一度は書くことを止めようと思ったこともあったが、今思えば、むしろ書くという行為がなければ、父の死を受容することにおそらくもっと時間がかかったに違いない。

そして本書はまさに、多くの方々との出会いと対話によってできあがった。私個人の素朴な思いがより一般の人にとっても関心をもたれる研究になりうるのかという問いに立ちすくんでいたとき、当時指導教官だった佐伯胖氏は、「それは十分研究になる」と、励まして下さった。この一言がなければ、本書の種さえ生まれなかった。また私の素朴な話を聞いてくださり、バフチンやヴィゴツキーといった理論家の議論と関連づけて理論と実践の循環的な思考のおもしろさを教えて下さった高木光太郎氏。「あなたが感じる違和感こそがあなたらしさです。違和感を消し去ろうとすることなく大切にしてください」との佐藤学氏の大学院入学式の話は、他大学他学部から入学して引け目を感じていた私にとって大学院時代に自分を励ます言葉となっただけでなく、「違和感」は本書の中でもキーワードとして反映されている。以上の方々、そしてその他に名前を挙げられなかった方も含め、東京大学大学院教育学研究科の先生方ならびに仲間に感謝致します。

また教育学研究科に提出する修士論文であったが、私は医療現場にとっても意味のあるものにしたいと思った。「医療者側としても大いに関心があります」と後押しをしてくださったのは医師の行岡哲夫氏。医療と患者に対して真摯に向かわれる行岡氏の姿勢は、私も医療に関わる仕事がしたいという強い思いにつながった。そして実際に医療現場で私を研究者としてフィールドワークさせていただく許可が得られなかったら、私の思いは具体化されなかった。フィールドワーク研究の受け入れ責任者となっていただいた愛知医科大学病院の医師野口宏氏のご配慮によって、父の治療に関わる医療者の記録を拝見させていただくことができた。野口氏の「何でも思い切りやってください」という励ましのことばは、フィールドワーク中にたびたび思い出され勇気が湧いた。

そして、修士論文を書いてまもなくから体調を崩して以来、私が研究に対して積極的に向かえない時期が数年続いていたとき、すでに7年ほど経ってお蔵入りのような修士論文に興味を持っていただいたのが石黒広昭氏であった。修士論文の一部は大幅に加筆訂正し、石黒氏が共編者となって2004年に出版された『社会文化的アプローチの実際―学習活動の理解と変革のエスノグラフィー』（北大路書房）に一章として収められた。その後、石黒氏を通じて出会ったのが、本書をまとめるまで温かく導いてくださった新曜社編集部の塩浦暲氏である。あらためてこれらのみなさまに心から感謝申し上げたい。

本書は、実践の記録であるエスノグラフィーの部分と、それについて理論的に考察した部分とが有機的に対話してこそ、読者の方にとっても深い体験となることを信じ、それを願って書いているが、筆者の十分こなれ切れていない考察に読みにくさを感じられた方は、ぜひエスノグラフィーの部分だけでもひろって、最後まで読んでいただければ幸いである。

最後に、今は亡き父が、苦しみの中で愛を持って私に与えてくれた体験がここにまとめられたことを心から感謝し、嬉しく思う。

2007年1月

土屋　由美

題をさぐる」1995年10月28日　筑波大学教育学研究科カウンセリング専攻リハビリテーションコース主催公開講座にて口頭発表

酒井直樹　1990「他者性と文化」『思想の科学』No.125, 1990年２月号, pp.4-8.

佐藤郁哉　1992『ワードマップ　フィールドワーク―書を持って街へ出よう』新曜社

佐伯　胖　1995『「学ぶ」ということの意味』岩波書店

高木光太郎　2001「移動と学習」茂呂雄二（編著）『シリーズ状況論的アプローチ３　実践のエスノグラフィ』金子書房

土屋由美　1997「学びを開く『声』との出会い―ある脳卒中患者のリハビリ過程の参与観察を通して」平成８年度東京大学大学院教育学研究科修士論文

土屋由美　2004「対話的関係の交渉と歴史としての「声」――ある脳梗塞患者の社会的機能の障害から考える」石黒広昭（編著）『シリーズ社会文化的アプローチ　社会文化的アプローチの実際―学習活動の理解と変革のエスノグラフィー』北大路書房

ヴィゴツキー, L. S. 大井清吉・菅田洋一郎（監訳）1982「子どもの欠陥性の心理学と教育学について」『ヴィゴツキー障害児発達論集』ぶどう社

Wenger, E. 1990 Toward a theory of cultural transparency: Elements of a social discourse of the visible and the invisible. Technical Report. Institute for Research on Learning, Palo Alto, California.

a ワーチ, J. V. 石黒広昭（訳）1991「合理性の声―精神に対する社会文化的アプローチ」『現代思想』19-6, Pp.114-29.

b ワーチ, J. V. 田島信元・佐藤公治・茂呂雄二・上村佳世子（訳）1995『心の声―媒介された行為への社会文化的アプローチ』福村出版

引用文献

a バフチン, M. M. 伊東一郎（訳）1979『小説の言葉』ミハイル・バフチン著作集5　新時代社

b バフチン, M. M. 新谷敬三郎・伊東一郎・佐々木寛（訳）1988『ことば　対話　テキスト』ミハイル・バフチン著作集8　新時代社

c バフチン, M. M. 桑野　隆（訳）1976, 改訳版1989『マルクス主義と言語哲学—言語学における社会学的方法の基本的問題』［改訳版］未來社

Brown, H. D. 1987 *Principles of language learning and teaching*, 2nd edition. Prentice-Hall. p.91 & pp.180-185.

エリクソン, E. H., キヴニック, H. Q., & エリクソン, J. M. 朝長正徳・朝長梨枝子（訳）1990『老年期—生き生きしたかかわりあい』みすず書房

遠藤　尚　1990「ことばが崩壊した後で—ことばの回復に向かって注がれるまなざしについて」『別冊発達10』ミネルヴァ書房, pp.206-220.

ホルクウィスト, M. 伊藤　誓（訳）1994『ダイアローグの思想—ミハイル・バフチンの可能性』法政大学出版局

クラインマン, A. 江口重幸・五木田紳・上野豪志（訳）1996『病いの語り—慢性の病いをめぐる臨床人類学』誠信書房

Lave, J. & Wenger, E. 1991 *Situated Learning: Legitimate peripheral participation*. Cambridge University Press.（佐伯　胖（訳）1993『状況に埋め込まれた学習—正統的周辺参加』産業図書）

増田れい子　1996『看護：ベッドサイドの光景』岩波新書

森　有正　1977『経験と思想』岩波書店

マーフィー, R. F. 辻　信一（訳）1992『ボディ・サイレント—病いと障害の人類学』新宿書房

永淵正昭　1985『言語障害概説』大修館書店

永井昌夫「障害と受容とリハビリテーション—具体的事例を通してその課

著者紹介

土屋由美（つちや　ゆみ）

南山短期大学英語科卒業後、商社に勤務。その後、上智大学外国語学部英語学科（言語学副専攻）卒業、東京大学大学院教育学研究科博士課程単位取得退学。

専門は臨床心理学、発達心理学。

現在は臨床心理士として、日本福祉大学心理臨床研究センター研究員をつとめるほか、病院や保育園に臨床の場を持つ。

共著：『シリーズ社会文化的アプローチ　社会文化的アプローチの実際―学習活動の理解と変革のエスノグラフィー』北大路書房

新曜社

生によりそう「対話」

医療・介護現場のエスノグラフィーから

初版第1刷発行　2007年3月1日©

著　者　土屋由美
発行者　堀江　洪
発行所　株式会社 新曜社
〒101-0051　東京都千代田区神田神保町2-10
電話(03)3264-4973(代)・FAX(03)3239-2958
e-mail info@shin-yo-sha.co.jp
URL　http://www.shin-yo-sha.co.jp/

印刷　光明社
製本　イマキ製本所
ISBN 978-4-7885-1035-7　C1011